>>> 护理学实践能力训练教程

急危重症护理学
实训与学习指导

主编　周晓欢

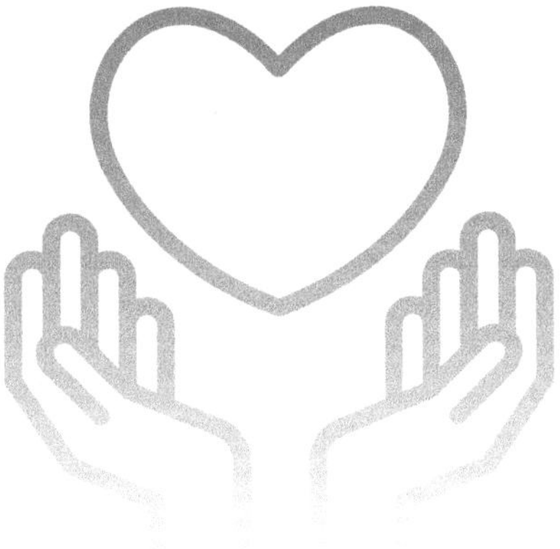

郑州大学出版社

图书在版编目(CIP)数据

急危重症护理学实训与学习指导 / 周晓欢主编. — 郑州 : 郑州大学出版社, 2022. 12(2026. 1 重印)
护理学实践能力训练教程
ISBN 978-7-5645-9207-3

Ⅰ. ①急… Ⅱ. ①周… Ⅲ. ①急性病 - 护理学 - 高等学校 - 教学参考资料 ②险症 - 护理学 - 高等学校 - 教学参考资料 Ⅳ. ①R472.2

中国版本图书馆 CIP 数据核字(2022)第 206360 号

急危重症护理学实训与学习指导
JIWEICHONGZHENG HULIXUE SHIXUN YU XUEXI ZHIDAO

策划编辑	陈文静	封面设计	苏永生
责任编辑	张彦勤	版式设计	苏永生
责任校对	薛 晗 杨 鹏	责任监制	朱亚君

出版发行	郑州大学出版社	地　　址	河南省郑州市高新技术开发区长椿路 11 号(450001)
经　　销	全国新华书店		
发行电话	0371-66966070	网　　址	http://www.zzup.cn
印　　刷	郑州宁昌印务有限公司		
开　　本	787 mm×1 092 mm 1 / 16		
印　　张	7.5	字　　数	185 千字
版　　次	2022 年 12 月第 1 版	印　　次	2026 年 1 月第 3 次印刷

书　　号	ISBN 978-7-5645-9207-3	定　　价	25.00 元

编委名单

主　编　周晓欢

副主编　邝　静

编　者　（以姓氏笔画为序）

王新刚　平顶山学院第一附属医院

邝　静　平顶山学院第一附属医院

任青松　平顶山学院第一附属医院

周晓欢　平顶山学院医学院

前　言

急危重症护理学是一门综合性、实践性很强的护理学科，同时也是护理学专业的主干课程之一，主要致力于挽救患者生命、提高抢救成功率、促进患者康复、降低伤残率、提高患者生命质量。随着急诊医学和重症医学的飞速发展，无论是理论还是临床实践方面，急危重症护理学都发生着日新月异的变化。因此，培养学生对各类急危重症患者快速评估、正确决策及果断反应的急救意识和急救能力至关重要。特别是在“以岗位胜任力为核心”的护理人才培养主流模式下，技能的重要地位愈发凸显。为此，秉承“夯实理论、强化技能、提升素养”的目的，本教学团队组织编写了《急危重症护理学实训与学习指导》，以求在相关领域的实践学习和教学中为广大学生及教师提供一定的参考。

本书共分为基础生命支持技术、呼吸支持技术、循环支持技术、创伤急救技术、急救技能综合实训 5 个部分，涉及 24 项常用急危重症护理技术，特别是第五部分急救技能综合实训，是为提高学生对各项急救技能的综合应用水平和团队协作能力而创新实施的综合实训项目。本书各实训项目均按七大模块进行设计：第一模块为情景导入，主要基于岗位任务，以案例为载体，通过创设情景，引导学生深入思考，培养其临床思维能力。第二模块为实训目的，不仅关注操作技术本身，而且让学生认识到急救思维、人文素养的重要性。第三模块为实训物品，展示主要操作用品，方便学生备物。第四模块为实训流程，通过清晰的操作流程图，学生对各操作步骤一目了然。第五模块为操作测评，分值形式为教师进行技能考核及学生平时练习提供了明确的依据。第六、七模块分别为注意事项和测一测，可以很好地帮助学生把握操作细节、巩固相关重点。书中还以二维码的形式配有知识拓展，通过延伸前沿进展，拓宽学生的认知，培养学生的创新精神。

本书的编写秉承“医教协同”理念，编者由在急危重症救治领域具有丰富临床经验的医护工作者与我校长期承担急危重症护理学课程的教师共同组成，相互取长补短，使本书更具实操性与针对性。在本书的编写过程中，我们参考和借鉴了相关教材及文献资料，在此向各位老师深表谢意！本书的编写同时得到了平顶山学院医学院和平顶山学院第一附属医院（平顶山市第一人民医院）的大力支持，在此一并表示感谢！

由于时间紧迫和编者水平有限，书中难免存在不足之处，恳请广大读者不吝赐教，以求不断完善。

编者

2022 年 8 月

目　录

第一部分　基础生命支持技术

第二部分　呼吸支持技术

第三部分　循环支持技术

第四部分　创伤急救技术

第五部分　急救技能综合实训

第一部分

基础生命支持技术

实训一

成人院前徒手心肺复苏术

【情景导入】

患者,男,30岁。早晨上班行至地铁站时突然倒地,并发生全身短暂性抽搐,周围群众呼唤其无应答。请思考:①该患者可能发生了什么情况?②作为现场目击者,应该如何反应和正确处置呢?

【实训目的】

成人院前徒手心肺复苏术,是对发生在医院外的成人心搏骤停患者,通过徒手方式来恢复和维持其循环及呼吸最基本的抢救方法。

通过学习本项目,学习者能对发生在院外的成人心搏骤停患者做出正确判断,并具有对患者实施院前徒手心肺复苏的能力。树立“时间就是生命”的急救理念和“救死扶伤”的崇高信念。

【实训物品】

心肺复苏模拟人、复苏地垫、人工呼吸防护膜(或纱布)等。

【实训流程】

成人院前徒手心肺复苏术操作流程见图1-1。

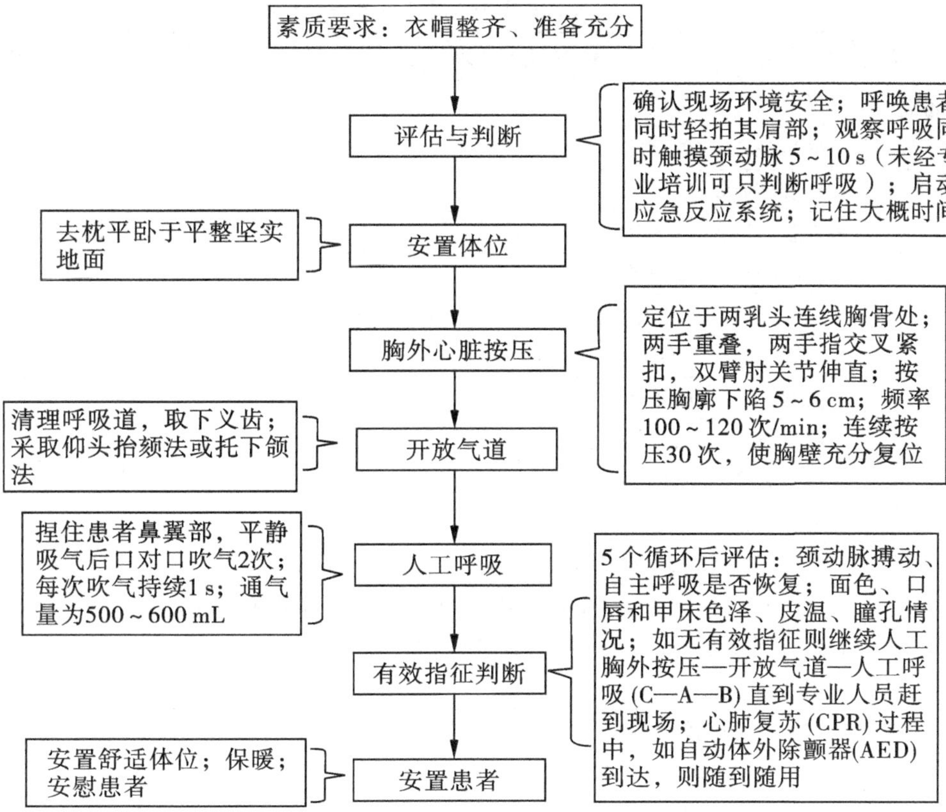

图 1–1　成人院前徒手心肺复苏术操作流程

【操作测评】

成人院前徒手心肺复苏术评分标准见表1-1。

表1-1 成人院前徒手心肺复苏术评分标准

项目	操作技术要求	分值	扣分	备注
操作准备 (6分)	·仪表端庄、衣帽整齐	3		
	·物品备齐,放置有序	3		
操作过程 (80分)	·确认环境安全	1		
	·判断意识,5 s内完成,报告结果	2		
	·立即呼救,启动急救反应系统	1		
	·同时判断呼吸及大动脉搏动,5~10 s完成,报告结果	2		
	·将患者安置于坚实地面,取仰卧位	2		
	·去枕,头、颈、躯干在同一轴线上	2		
	·双手放于两侧,身体无扭曲	2		
	·施救者跪于患者右侧	1		
	·解开衣领、腰带,暴露患者胸腹部	1		
	·按压部位:两乳头连线胸骨处(胸骨中下1/3交界处)	5		
	·按压方法:两手掌根部重叠,手指交叉紧扣,下面手指不接触胸壁,上半身前倾,两臂伸直,垂直向下用力	5		
	·回弹充分	4		
	·按压幅度:胸骨下陷5~6 cm	5		
	·按压频率:100~120次/min	5		
	·按压次数:连续按压30次	4		
	·检查口腔,清除口腔异物	3		
	·如有活动义齿,取出(口述)	2		
	·检查颈部有无损伤,根据不同情况采取合适方法开放气道	4		
	·捏住患者鼻孔	3		
	·吹气,直至患者胸廓抬起	5		
	·吹气的同时,观察胸廓情况	3		
	·连续吹气2次,每次吹气持续1 s	3		
	·按压与人工呼吸之比为30:2,连续5个循环	5		
	·操作5个循环后,判断并报告复苏效果			
	颈动脉搏动恢复	3		
	自主呼吸恢复	3		
	散大的瞳孔回缩,对光反射存在	2		
	面色、口唇、甲床和皮肤色泽转红	2		

续表 1-1

项目	操作技术要求	分值	扣分	备注
操作后（6 分）	·安置患者（整理衣裤，和患者沟通），报告操作完毕（计时结束）	3		
	·整理用物，分类放置	3		
综合评价（8 分）	·有急救意识，操作规范，动作迅速	3		
	·注意保护患者安全和职业防护	3		
	·注意人文关怀	2		
操作时间	________ min			
总分	100			
得分				

【注意事项】

1. 在院外，一旦发现患者无反应，应立即呼叫帮助，请他人或自己通过手机拨打“120”急救电话，启动急救反应系统。有条件时要立即获取自动体外除颤器（automated external defibriuator，AED），AED 到达后，即刻使用。

2. 胸外心脏按压时，要确保正确的按压频率和深度。按压频率为 100 ~ 120 次/min（15 ~ 18 s 完成 30 次按压），按压深度为使胸骨下陷 5 ~ 6 cm。当按压频率大于 120 次/min时，按压深度会随着频率增加而减少。

3. 胸外心脏按压时，操作者的身体前倾幅度要足够，以保证肩、肘、腕在同一条直线上，使按压力量垂直作用于患者胸骨。按压放松时，手掌根部既不要离开胸壁，也不要倚靠在胸壁上施加任何压力。每次按压后要使胸廓充分回弹。

4. 应尽量减少胸外心脏按压中断的次数及缩短每次中断的时间，尽可能将中断控制在 10 s 以内，从而增加 CPR 过程中冠状动脉灌注与血流。有多个复苏者时，可每 2 min 更换按压者，换人应在 5 s 内完成，以保证高质量的胸外心脏按压。

5. 施救者实施人工呼吸前，正常吸气即可，不需要深吸气。吹气时要匀速慢吹，吹气时间持续 1 s，使胸廓明显起伏，保证足够气体进入肺部。同时避免过度通气，防止胃胀气。

【测一测】

1. 心肺复苏的 C—A—B 步骤中 C 指的是（　　）

A. 人工呼吸　　B. 胸外心脏按压

C. 开放气道　　D. 电除颤

E. 建立静脉通道

2. 在院外，启动急救反应系统的最佳时机是（　　）

A. 判断意识丧失后　　B. 判断无大动脉搏动后

C. 判断无自主呼吸后　　D. 判断意识丧失、无大动脉搏动后

E. 判断意识丧失、无大动脉搏动后、无自主呼吸后

3. 成人胸外心脏按压和人工呼吸的比例是(　　)

A. 2：15　　B. 2：30

C. 1：1　　D. 15：2

E. 30：2

4. 关于胸外心脏按压方法**错误**的一项是(　　)

A. 患者仰卧在硬板床或地面上　　B. 按压胸骨中上 1/3 交界处

C. 按压与松开的时间比是 1：1　　D. 垂直下压，使胸骨下陷 5 ~ 6 cm

E. 按压频率为 100 ~ 120 次/min

5. 怀疑头、颈部有损伤时开放气道的方法是(　　)

A. 仰头抬颏法　　B. 仰面抬颌法

C. 仰头举颏法　　C. 单手托颌法

E. 双手托颌法

（周晓欢）

实训二

成人院内心肺复苏术

【情景导入】

患者,男,48 岁。因心脏不适由“120”救护车送入急诊科就诊。心电图显示 ST 段弓背样抬高,心肌酶谱升高,收入急诊重症监护室(ICU)病房。当晚 9 点,心电监护显示心室纤颤,患者神志不清,脉搏测不到,呼吸浅而缓慢(约 7 次/min),光反射消失,颈动脉搏动消失,心音消失,血压测不到,瞳孔散大约 5 mm。请思考:①该患者可能发生了什么情况?②作为值班医护人员,应该如何反应和正确处置呢?

【实训目的】

成人院内心肺复苏术,是对发生在医院内的成人心搏骤停患者通过徒手和(或)辅助设备方式来恢复和维持其循环及呼吸最基本的抢救方法。

通过学习本项目操作,学习者要能对发生在院内的成人心搏骤停患者做出正确判断,并具有对患者实施院内心肺复苏的能力。树立“时间就是生命”的急救理念和“救死扶伤”的崇高信念。

【实训物品】

心肺复苏模拟人、人工呼吸防护膜(或简易呼吸器)、医用除颤器(图 1-2)、抢救车、治疗盘、弯盘、复苏板(图 1-3)、听诊器、血压计、瞳孔笔、免洗手消毒液等。

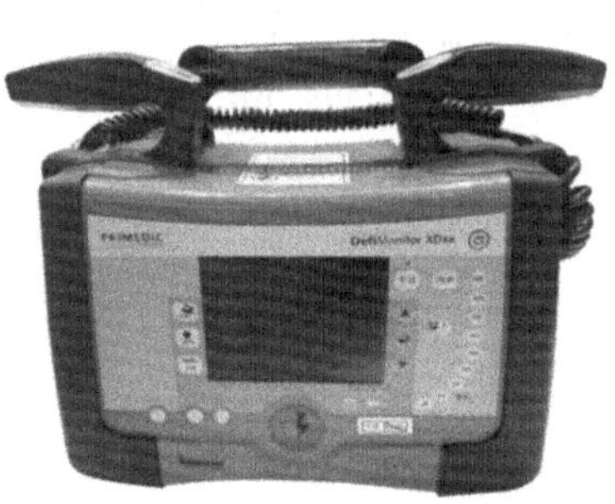

图 1-2　医用除颤器

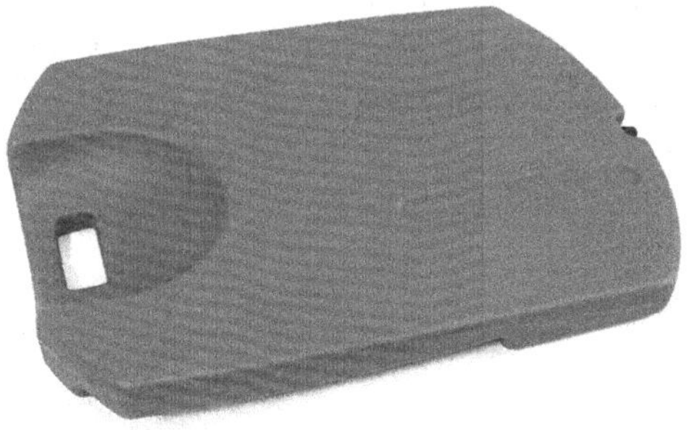

图 1-3　复苏板

【实训流程】

成人院内心肺复苏术操作流程见图 1-4。

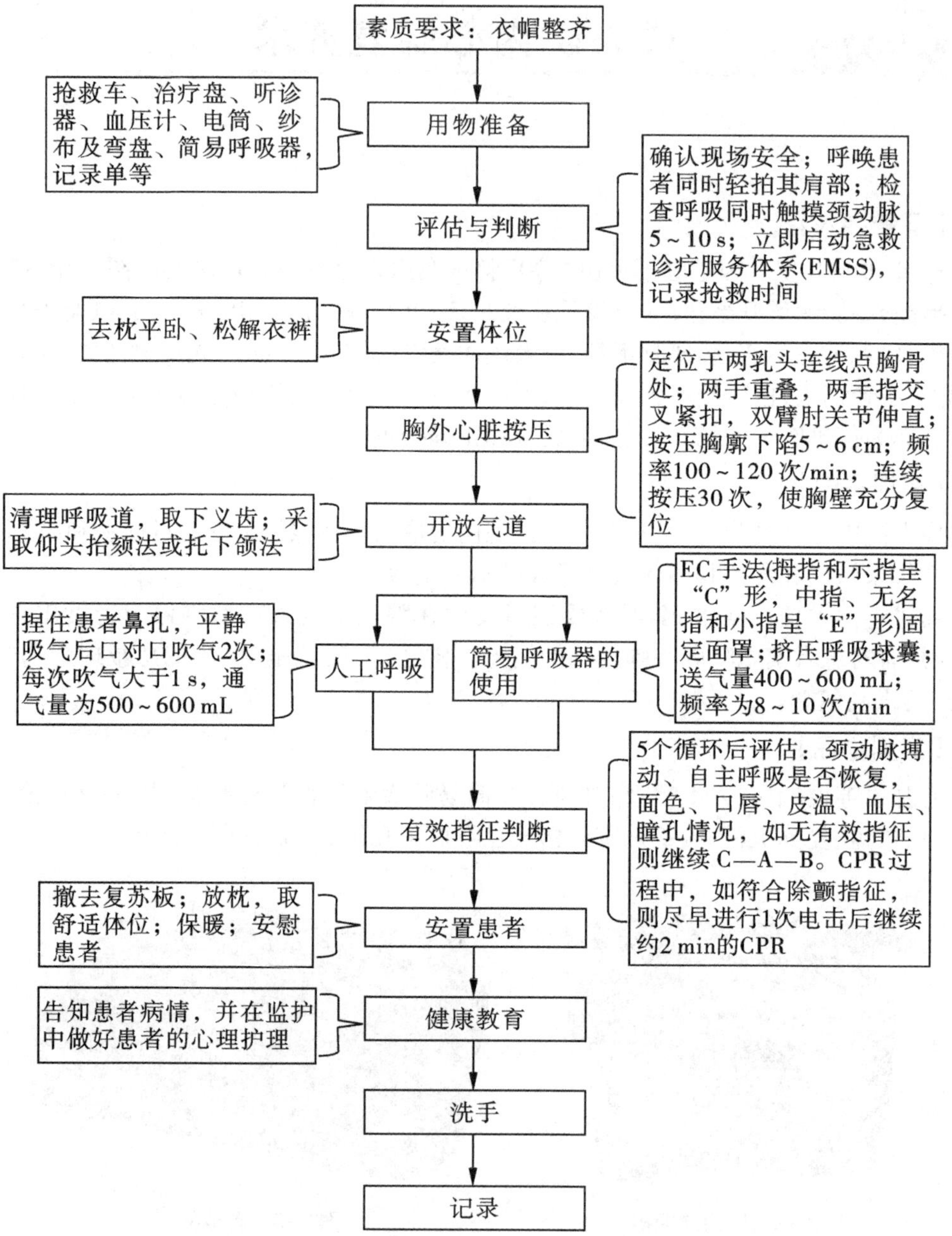

图 1-4　成人院内心肺复苏术操作流程

【操作测评】

成人院内心肺复苏术(单人)评分标准见表1-2。

表1-2 成人院内心肺复苏术(单人)评分标准

项目	操作技术要求	分值	扣分	备注
操作准备 (6分)	·仪表端庄、衣帽整齐	3		
	·物品备齐,放置有序	3		
操作过程 (80分)	·确认环境安全	1		
	·判断意识,5 s内完成,报告结果	2		
	·同时判断呼吸及大动脉搏动,5~10 s完成,报告结果	2		
	·立即呼救,启动急救反应系统	1		
	·将患者去枕平卧于硬板床(放复苏板)	2		
	·头、颈、躯干在同一轴线上	2		
	·双手放于两侧,身体无扭曲	2		
	·施救者位于患者右侧(根据身高选择站位或跪于床侧)	1		
	·解开衣领、腰带,暴露患者胸腹部	1		
	·按压部位:两乳头连线胸骨处(胸骨中下1/3交界处)	5		
	·按压方法:两手掌根部重叠,手指交叉紧扣,下面手指不接触胸壁,上半身前倾,两臂伸直,垂直向下用力	5		
	·回弹充分	4		
	·按压幅度:胸骨下陷5~6 cm	5		
	·按压频率:100~120次/min	5		
	·按压次数:连续按压30次	4		
	·检查口腔,清除口腔异物	3		
	·如有活动义齿,取出(口述)	2		
	·检查颈部有无损伤,根据不同情况采取合适方法开放气道	4		
	·捏住患者鼻孔	3		
	·吹气,直至患者胸廓抬起	5		
	·吹气同时,观察胸廓情况	3		
	·连续吹气2次,每次吹气持续1 s	3		
	·按压与人工呼吸之比30∶2,连续5个循环	5		
	·操作5个循环后,判断并报告复苏效果			
	颈动脉搏动恢复	3		
	自主呼吸恢复	3		
	散大的瞳孔回缩,对光反射存在	2		
	面色、口唇、甲床和皮肤色泽转红	2		

续表 1-2

项目	操作技术要求	分值	扣分	备注
操作后（6分）	·安置患者（整理衣裤，和患者沟通），报告操作完毕（计时结束）	3		
	·整理用物，分类放置	3		
综合评价（8分）	·有急救意识，操作规范，动作迅速	3		
	·注意保护患者安全和职业防护	3		
	·注意人文关怀	2		
操作时间	______ min			
总分	100			
得分				

【注意事项】

1. 在院内，在判断患者无反应、无呼吸、无大动脉搏动后，立即呼叫医护团队，启动急救反应系统，立即获取医用除颤器等急救设备与物品。

2. 在院内实施心肺复苏时，应尽快获得团队人员的支持，应用球囊－面罩（即简易呼吸器）来替代口对口人工通气。

3. 在符合除颤指征的情况下，应尽早实施除颤。除颤之后立即给予 5 个循环的高质量 CPR 后再评估脉搏和心律，必要时再进行一次除颤。

【测一测】

1. 心搏骤停后，最先受到损害的器官是（　　）

A. 心　　B. 肺

C. 肝　　D. 肾

E. 大脑

2. 患者，男，49 岁。以“急性胸痛”收治入院。在护士给予其心电监护操作时，突然意识丧失。护士立即对其脉搏和呼吸进行判断，判断时间应控制在（　　）

A. 不超过 5 s　　B. 至少 5 s 但不超过 10 s

C. 至少 10 s 但不超过 15 s　　D. 至少 15 s 但不超过 20 s

E. 在 30 s 以内即可

3. 医护人员在对心搏骤停患者行胸外心脏按压时，正确的操作是（　　）

A. 尽量使胸骨下陷

B. 按压频率为每分钟 100 次

C. 按压放松时，保证胸廓完全回弹

D. 双人心肺复苏时，按压与通气之比为 15：2

E. 连接心电监护后，立即停止胸外心脏按压，查看心电图

4. 下列判断心肺复苏有效的指标中，**不正确**的是(　　)

A. 瞳孔回缩　　B. 出现睫毛反射

C. 出现周身毛孔收缩　　D. 面色由发绀转为红润

E. 每次按压可触及一次颈动脉搏动

（周晓欢）

第二部分

呼吸支持技术

实训一

人工气道建立技术

一、口咽通气管置入术

【情景导入】

患者,男,42 岁。在家中突然昏迷,家属拨打“120”急救电话。急救人员赶到现场后发现其有脉搏和自主呼吸,但舌后坠明显,遂立即置入口咽通气管。请思考:①如何为患者选择合适的口咽通气管?②如何正确放置口咽通气管?

【实训目的】

口咽通气管(OPA)置入术,是指将口咽通气管插入患者口咽部,使其维持气道通畅的技术。

通过学习本项目,学习者要掌握放置口咽通气管的适应证及禁忌证,熟悉操作方法,并能为患者正确放置口咽通气管;具备爱伤观念、急救意识、爱心、责任心、奉献精神和人文关怀品质。

【实训物品】

口咽通气管(图 2-1)、无菌手套、治疗盘、纱布、胶布、弯盘、开口器或压舌板、吸引装置(必要时用)、免洗手消毒液、听诊器等。

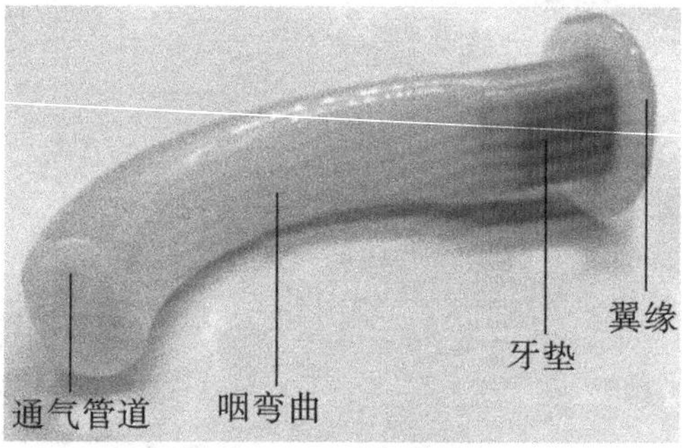

图 2-1 口咽通气管

【实训流程】

口咽通气管置入术操作流程见图 2-2。

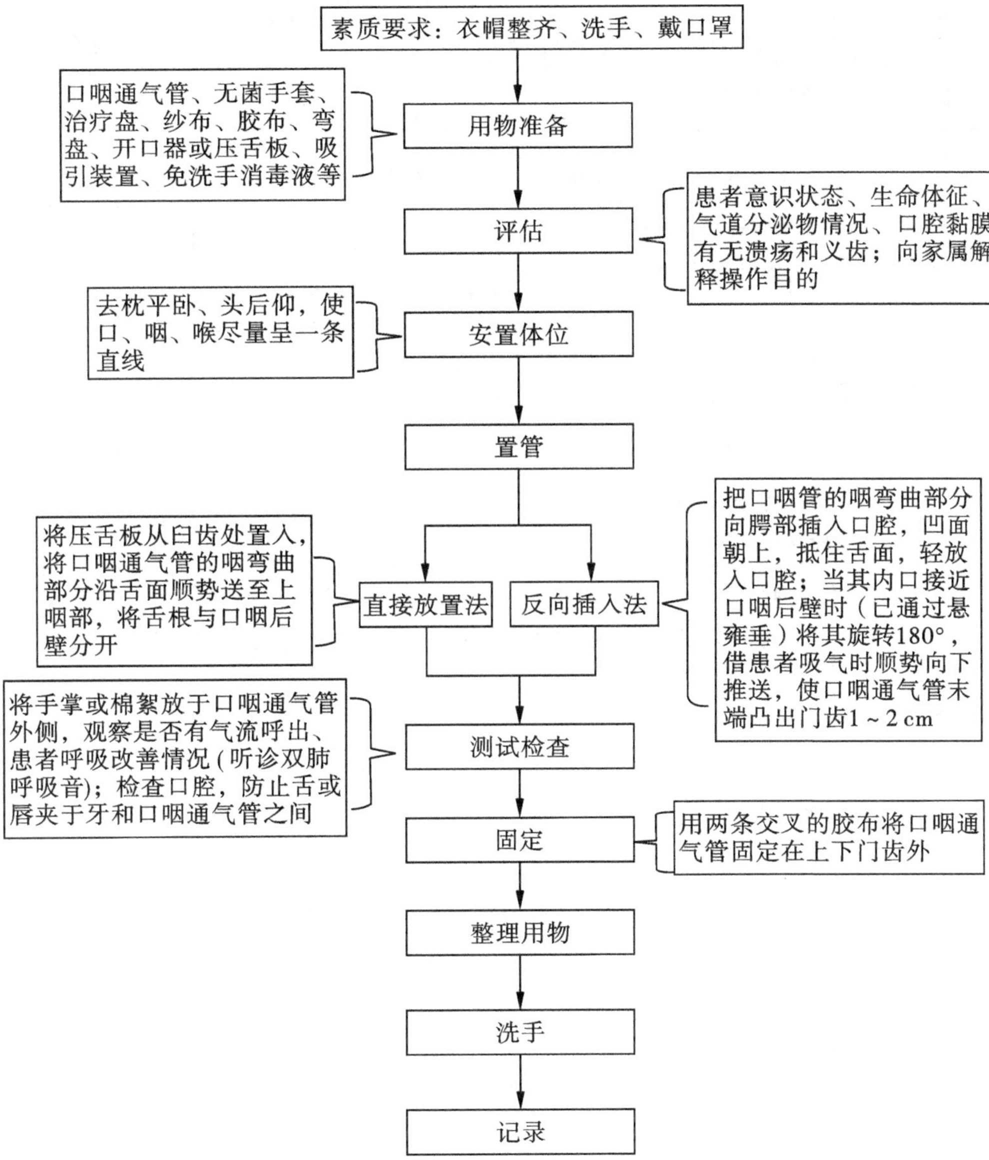

图 2-2　口咽通气管置入术操作流程

【操作测评】

口咽通气管置入术(反向插入法)评分标准见表 2-1。

表 2-1 口咽通气管置入术(反向插入法)评分标准

项目	操作技术要求	分值	扣分	备注
操作准备(6 分)	·仪表端庄、衣帽整齐	3		
	·物品备齐,放置有序	3		
操作过程(76 分)	·评估患者意识状态、生命体征、气道分泌物情况等	5		
	·向家属解释操作目的	3		
	·洗手,戴口罩、手套	3		
	·选择合适的口咽通气管(长度为口角至耳垂或下颌角的距离,图 2-3)	5		
	·将患者去枕平卧、头后仰,使口、咽、喉尽量呈一条直线	3		
	·清除口腔内分泌物,保持呼吸道通畅	3		
	·把口咽管的咽弯曲部分向腭部插入口腔,凹面朝上,抵住舌面,轻放入口腔	10		
	·当其内口接近口咽后壁时(已通过悬雍垂),即将其旋转 180°,借患者吸气时顺势向下推送,使口咽通气管末端凸出门齿 1~2 cm	10		
	·置入后将舌根轻轻向上提拉	5		
	·用手掌或棉絮放于口咽通气管外侧,观察是否有气流呼出	8		
	·患者呼吸改善情况:听诊双肺呼吸音	8		
	·检查口腔,防止舌或唇夹于牙和口咽通气管之间	5		
	·用胶布交叉固定于面颊两侧,使口咽通气管固定在上下门齿外	8		
操作后(10 分)	·脱手套、口罩,洗手	2		
	·整理用物,合理安置患者	5		
	·记录,报告操作完毕(计时结束)	3		
综合评价(8 分)	·有急救意识,操作规范,动作迅速	3		
	·注意保护患者安全和职业防护	3		
	·注意人文关怀	2		
操作时间	________ min			
总分	100			
得分				

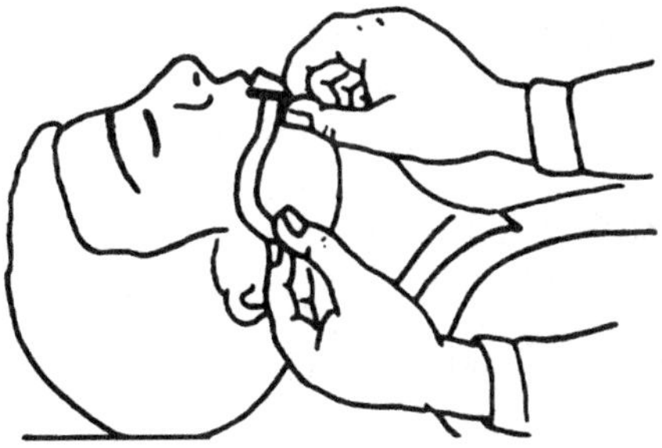

图2-3　选择合适的口咽通气管

【注意事项】

1. 严格掌握口咽通气管置入术的适应证和禁忌证。

(1)适应证:①有自主呼吸的昏迷患者;②舌后坠致呼吸道梗阻;③气道分泌物增多时须行吸引的昏迷患者;④癫痫发作或抽搐时保护舌、齿免受损伤的昏迷患者;⑤同时有气管插管时,取代牙垫作用。

(2)禁忌证:口咽通气管不可用于清醒或半清醒患者,因其可能引起恶心、呕吐,甚至喉痉挛,或使口咽通气管移位而致气道梗阻。此外,当患者有下列情况时应慎用:①口腔及上、下颌骨创伤;②咽部气道占位性病变;③喉咙水肿、气管内异物、哮喘、咽反射亢进患者;④门齿有折断或脱落危险的患者;⑤呕吐频繁者。

2. 保持管道通畅:及时清理呼吸道分泌物,防止误吸,甚至窒息。注意密切观察有无导管脱出而致阻塞气道的现象。

3. 加强呼吸道湿化:口咽通气管外口可盖一层生理盐水纱布,既能湿化气道又能防止吸入异物和灰尘。

4. 监测生命体征:严密观察病情变化,随时记录并备好各种抢救物品和器械,必要时配合医生行气管内插管术。

【测一测】

1. 患者,男。急起头痛、意识障碍 1 h,以脑出血收治入院。“120”救护车送医途中出现鼾式呼吸,此时解除舌根后坠阻塞呼吸道的简便方法是(　　)

A. 环甲膜穿刺术　　B. 喉罩置入术

C. 气管切开术　　D. 口咽通气管置入术

E. 经口气管插管术

2. 下列有关口咽通气管置入术的描述,正确的是(　　)

A. 可用于半清醒患者　　B. 选择的原则是宁短勿长

C. 选择长度为鼻尖至耳垂　　D. 插入前可在口腔内滴入血管收缩药

E. 插入过程中,当内口接近咽后壁时,将其旋转 180°

(周晓欢)

二、鼻咽通气管置入术

【情景导入】

患者，女，60岁。脑出血术后入ICU进一步治疗。患者舌根后坠，鼾样呼吸，且牙关紧闭不能经口吸痰。护士遵医嘱为患者放置鼻咽通气管。请思考：①如何为患者选择合适的鼻咽通气管？②如何正确放置鼻咽通气管？

【实训目的】

鼻咽通气管置入术，是指将鼻咽通气管插入患者鼻咽部，维持其气道通畅的技术。

通过学习本项目，学习者要掌握放置鼻咽通气管的适应证及禁忌证，熟悉操作方法，并能为患者正确放置鼻咽通气管。具备爱伤观念、急救意识、爱心、责任心、奉献精神和人文关怀品质。

【实训物品】

鼻咽通气管、无菌手套、治疗盘、治疗巾、手电筒、听诊器、纱布、胶布、弯盘、吸引装置（必要时用）、免洗手消毒液、润滑液等。

鼻咽通气管是一种两端相通的中空性管道，质地较柔软，对咽喉部的刺激较口咽通气管小（图2-4）。

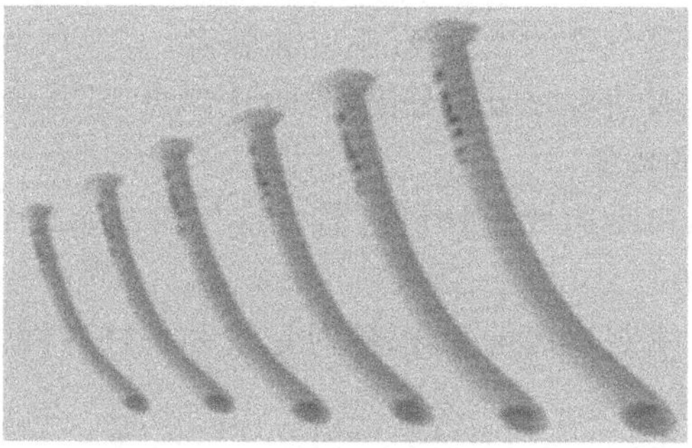

图2-4 各种型号鼻咽通气管

【实训流程】

鼻咽通气管置入术操作流程见图2-5。

- 素质要求：衣帽整齐、洗手、戴口罩
- ↓ 用物准备：鼻咽通气管、无菌手套、治疗盘、治疗巾、纱布、胶布、弯盘、吸引装置、免洗手消毒液、手电筒、听诊器等
- ↓ 评估：患者意识状态、生命体征、气道分泌物情况，鼻腔有无鼻息肉、畸形等异常；向家属解释操作目的
- ↓ 置管准备：去枕平卧、头后仰，充分开放气道；清除鼻腔内分泌物，清洁并润滑一侧鼻腔；润滑管道头端
- ↓ 置管：手持鼻咽管上 1/3 处，弯度向下、弧度朝上；轻轻捻动鼻咽管自鼻孔沿鼻中隔向内推送，直到外露边缘紧贴鼻翼为止（图2-6），如遇阻力，不可强行放置，改放另一侧鼻孔
- ↓ 测试检查：将手掌或棉絮放于鼻咽通气管外侧，观察是否有气流呼出、患者呼吸改善情况(听诊双肺呼吸音)；检查鼻黏膜有无损伤、出血
- ↓ 固定：用胶布或系带妥善固定于鼻翼部
- ↓ 整理用物
- ↓ 洗手
- ↓ 记录

图 2-5　鼻咽通气管置入术操作流程

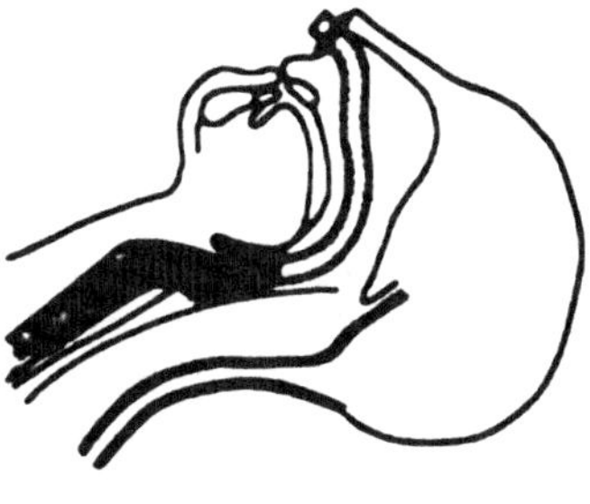

图 2-6　置入鼻咽通气管

【操作测评】

鼻咽通气管置入术评分标准见表 2-2。

表 2-2 鼻咽通气管置入术评分标准

项目	操作技术要求	分值	扣分	备注
操作准备（6 分）	· 仪表端庄、衣帽整齐	3		
	· 物品备齐，放置有序	3		
操作过程（76 分）	· 评估患者意识状态、生命体征、气道分泌物情况等	5		
	· 向家属解释操作目的	3		
	· 洗手，戴口罩、手套	3		
	· 选合适的鼻咽通气管（长度为鼻尖至耳垂或下颌角的距离）	5		
	· 将患者去枕平卧、头后仰	3		
	· 清除鼻腔内分泌物，保持呼吸道通畅	3		
	· 清洁并润滑一侧鼻腔	5		
	· 润滑鼻咽通气管头端	5		
	· 手持鼻咽管上 1/3 处，弯度向下、弧度朝上	5		
	· 轻轻捻动鼻咽管，自鼻孔沿鼻中隔向内推送，直到外露边缘紧贴鼻翼为止	10		
	· 用手掌或棉絮放于鼻咽通气管外侧，观察是否有气流呼出	8		
	· 患者呼吸改善情况；听诊双肺呼吸音	8		
	· 检查鼻黏膜有无损伤、出血	5		
	· 用胶布或系带妥善固定于鼻翼部	8		
操作后（10 分）	· 脱手套、口罩，洗手	2		
	· 整理用物，合理安置患者	5		
	· 记录，报告操作完毕（计时结束）	3		
综合评价（8 分）	· 有急救意识，操作规范，动作迅速	3		
	· 注意保护患者安全和职业防护	3		
	· 注意人文关怀	2		
操作时间	________ min			
总分	100			
得分				

【注意事项】

1. 掌握鼻咽通气管置入术的适应证和禁忌证。

（1）适应证：①缓解清醒、半清醒或浅麻醉患者发生的上呼吸道梗阻；②口咽通气管效果欠佳的患者；③张口困难等不适宜口咽通气管的患者；④牙齿松动或牙齿易受损的患者；⑤牙关紧闭，不能经口吸痰，防止反复经鼻腔吸引引起鼻腔黏膜损伤者。

（2）禁忌证：①颅底骨折、脑脊液耳鼻漏者；②鼻腔各种疾病，如鼻息肉、鼻腔畸形、鼻外伤、鼻腔炎症等；③鼻腔出血或有出血倾向者。

2. 保持鼻咽通气管通畅：每日做好鼻腔护理，鼻孔与鼻咽通气管间涂抹润滑液，及时清除鼻腔分泌物。

3. 做好气道湿化，防止鼻黏膜干燥出血。

4. 使用鼻咽通气管时要注意评价痰液吸引和氧疗效果。

【测一测】

下列有关鼻咽通气管的描述，正确的是（　　）

A. 插入前绝不可滴入血管收缩药

B. 选择的长度为口角到下颌角

C. 适用于颅底骨折的上呼吸道梗阻患者

D. 将鼻咽通气管弯度向上，弧度向下插入

E. 使用时要注意评价痰液吸引和氧疗效果

（周晓欢）

三、喉罩置入术

【情景导入】

患者，女，41 岁。拟接受择期腹腔镜子宫切除术，术中通过喉罩置入连接麻醉呼吸机。请思考：①喉罩置入与气管插管相比较有哪些优势？②喉罩置入的最佳位置是什么？

【实训目的】

喉罩置入术，是指将喉罩经口插入，套囊口覆盖于喉的入口，可以行短时机械通气的技术。

通过学习本项目，学习者要掌握喉罩置入术的适应证及禁忌证，熟悉操作方法，并能为患者正确放置喉罩；具备爱伤观念、急救意识、爱心、责任心、奉献精神和人文关怀品质。

【实训物品】

喉罩、无菌手套、治疗盘、治疗巾、注射器、听诊器、纱布、胶布、弯盘、吸引装置、免洗手消毒液、润滑液等。

喉罩（图 2-7），全称为喉罩通气道，是安置于咽喉腔，用气囊封闭食管和咽喉腔，可建立经喉腔通气的人工通道（图 2-8）。

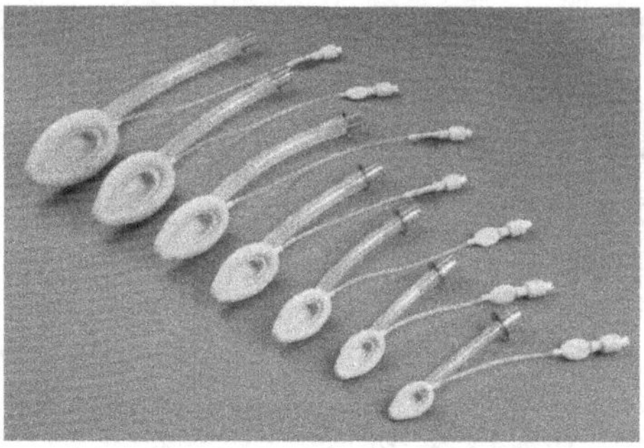

图2-7 各种型号喉罩

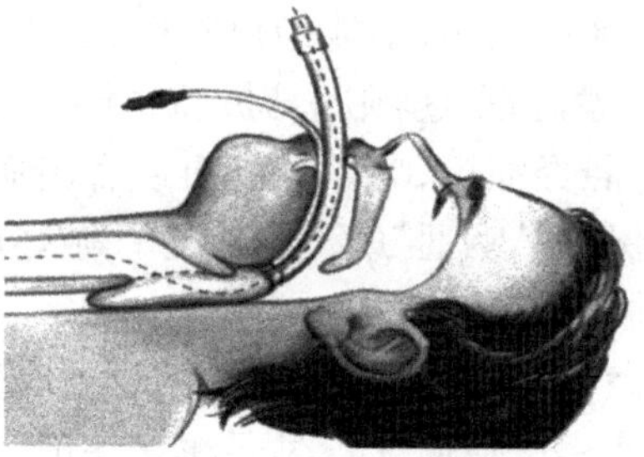

图2-8 置入喉罩

【实训流程】

喉罩置入术操作流程见图2-9。

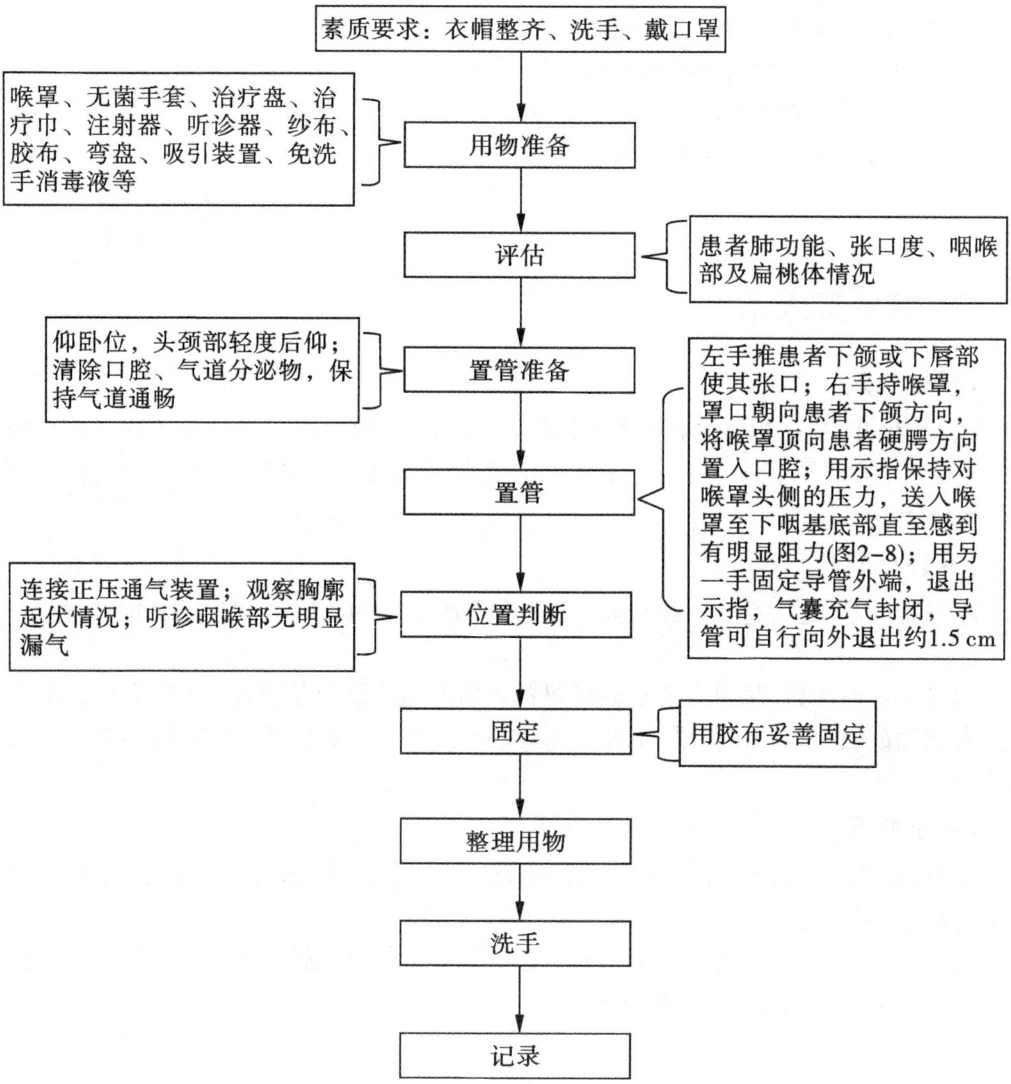

图2-9 喉罩置入术操作流程

【操作测评】

喉罩置入术评分标准见表2-3。

表2-3 喉罩置入术评分标准

项目	操作技术要求	分值	扣分	备注
操作准备（6分）	·仪表端庄、衣帽整齐	3		
	·物品备齐,放置有序	3		
操作过程（76分）	·洗手,戴口罩、手套	3		
	·评估患者肺功能、张口度、咽喉部及扁桃体情况	8		
	·将喉罩排气塑形,背部前端涂抹少量润滑液	5		
	·将患者取仰卧位,头颈部轻度后仰	3		
	·清除口腔、气道分泌物,保持气道通畅	8		
	·左手推患者下颌或下唇部使其张口	5		
	·右手持喉罩,罩口朝向患者下颌方向,将喉罩顶向患者硬腭方向置入口腔	5		
	·用左手示指保持对喉罩头侧的压力,送入喉罩至下咽基底部直至感到有明显阻力	9		
	·用右手固定导管外端,退出左手示指,气囊充气封闭,导管可自行向外退出约1.5 cm	9		
	·连接正压通气装置,观察胸廓起伏情况	8		
	·听诊咽喉部无明显漏气	5		
	·用胶布妥善固定	8		
操作后（10分）	·脱手套、口罩,洗手	2		
	·整理用物,合理安置患者	5		
	·记录,报告操作完毕(计时结束)	3		
综合评价（8分）	·操作规范,动作迅速	3		
	·注意保护患者安全和职业防护	3		
	·注意人文关怀	2		
操作时间	________ min			
总分	100			
得分				

【注意事项】

1. 掌握喉罩置入术的适应证和禁忌证。

(1)适应证:①短时的外科手术;②困难气道估计难以气管内插管的患者;③颈椎活

动度差等原因引起气道异常，不宜用喉镜和气管内插管患者；④紧急情况下，人工气道的建立和维持。

（2）禁忌证：①张口度<2.5～3.0 cm；②咽部病变，如血管瘤、组织损伤等；③咽部或喉以下气道梗阻者；④肺顺应性降低或气道阻力高者；⑤腹内压过高、饱食、有胃内容物反流误吸危险者。

2. 使用喉罩前应禁食。

3. 喉罩在使用过程中应及时清除气道内分泌物。

4. 喉罩不适用于长期机械通气者。

【测一测】

可以行短时机械通气的是(　　)

A. 喉罩　　B. 开口器

C. 口咽通气管　　D. 鼻咽通气管

E. 一次性吸痰管

（周晓欢）

四、环甲膜穿刺术

【情景导入】

患者，男，30岁。因急性化脓性扁桃体炎注射青霉素治疗。注射后突发严重呼吸困难，喉头喘鸣，嘴唇发绀。护士遵医嘱立即给予肾上腺素皮下注射。因不能立即行气管切开术，为缓解患者呼吸困难，医生遂对其实施了环甲膜穿刺术。请思考：①环甲膜穿刺术的适应证是什么？②环甲膜穿刺位置如何定位？

【实训目的】

环甲膜穿刺术，是指当出现危及生命的气道梗阻时，在确切的气道建立之前，使用穿刺针、刀或其他任何锐器，从环甲膜处刺入，建立一种新的呼吸通道的急救技术。

通过学习本项目，学习者要掌握环甲膜穿刺术的适应证及禁忌证，熟悉操作方法，并能在紧急情况下为患者实施环甲膜穿刺；具备爱伤观念、急救意识、爱心、责任心、奉献精神和人文关怀品质。

【实训物品】

环甲膜穿刺针（图2-10、图2-11）、无菌手套、治疗盘、治疗巾、弯盘、棉签、皮肤消毒剂、吸氧装置、免洗手消毒液等。

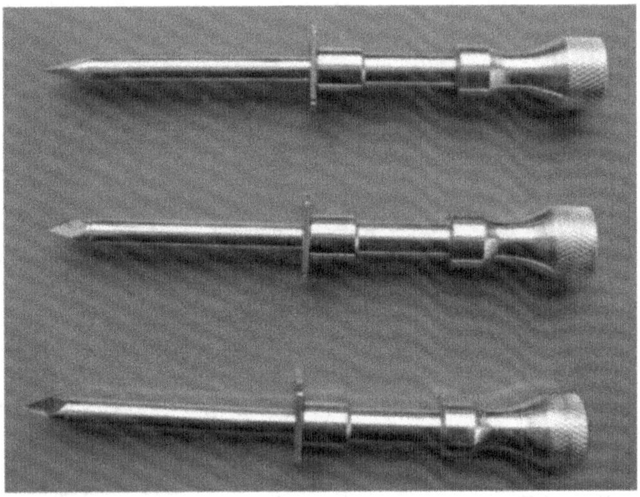

图 2-10　环甲膜穿刺针

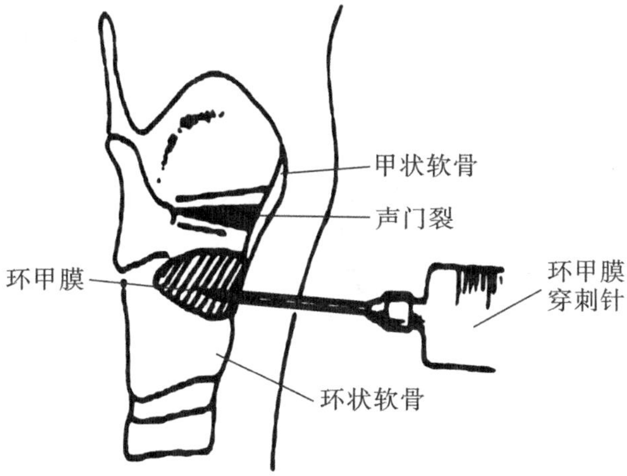

图 2-11　环甲膜穿刺位置

【实训流程】

环甲膜穿刺术操作流程见图 2-12。

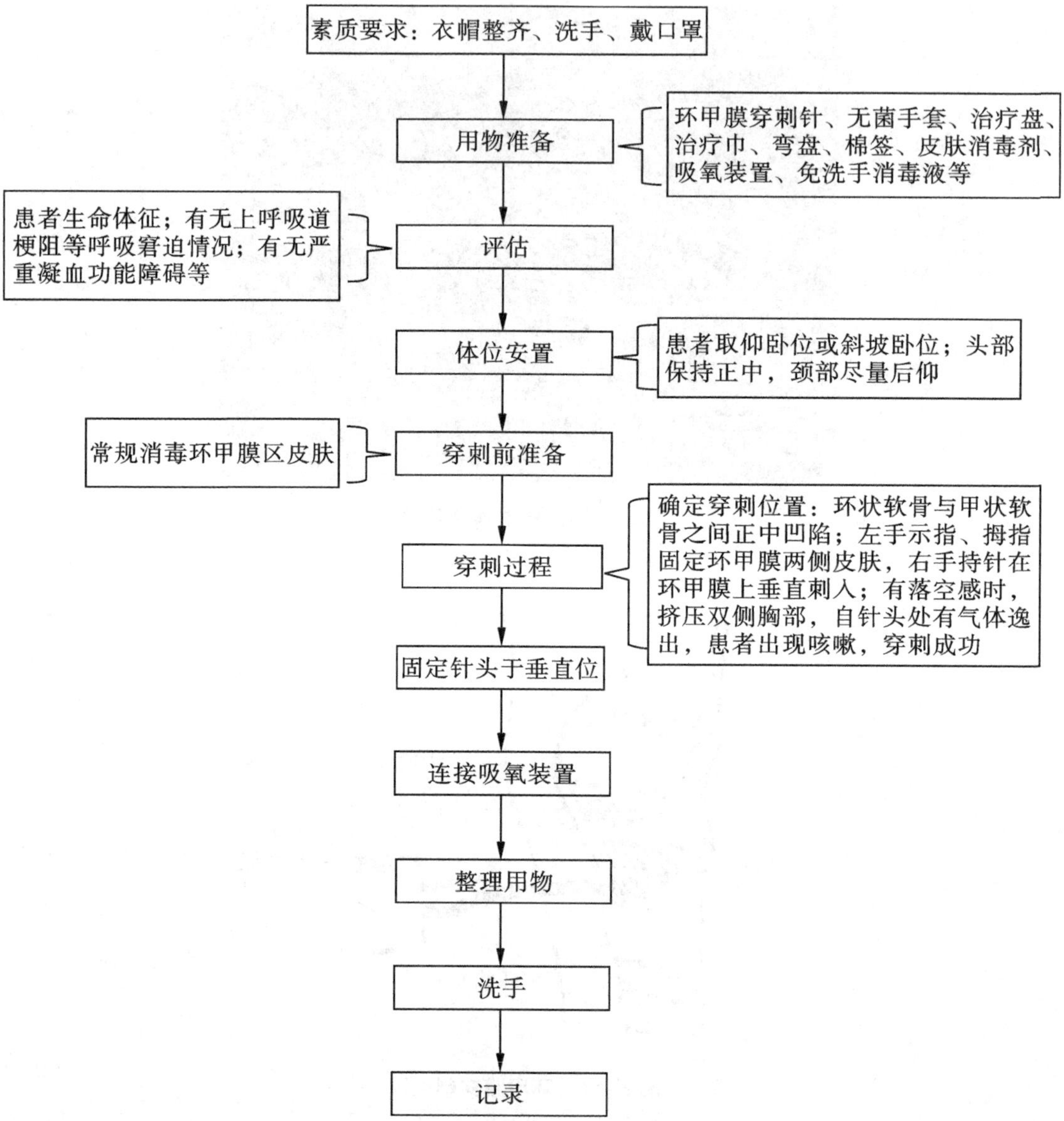

图 2-12　环甲膜穿刺术操作流程

【操作测评】

环甲膜穿刺术评分标准见表 2-4。

表 2-4 环甲膜穿刺术评分标准

项目	操作技术要求	分值	扣分	备注
操作准备（6分）	·仪表端庄、衣帽整齐	3		
	·物品备齐，放置有序	3		
操作过程（76分）	·洗手，戴口罩、手套	3		
	·评估患者生命体征，有无上呼吸道梗阻等呼吸窘迫情况，有无严重凝血功能障碍等	10		
	·患者取仰卧位或斜坡卧位，头部保持正中，颈部尽量后仰	6		
	·常规消毒环甲膜区皮肤	8		
	·确定穿刺位置：环状软骨与甲状软骨之间正中凹陷	10		
	·左手示指、拇指固定环甲膜两侧皮肤，右手持针在环甲膜上垂直刺入	10		
	·有落空感时，挤压双侧胸部，自针头处有气体逸出，患者出现咳嗽，穿刺成功	8		
	·固定针头于垂直位	8		
	·连接吸氧装置	8		
	·评估观察患者呼吸情况	5		
操作后（10分）	·脱手套、口罩，洗手	2		
	·整理用物，合理安置患者	5		
	·记录，报告操作完毕（计时结束）	3		
综合评价（8分）	·操作规范，动作迅速	3		
	·注意保护患者安全和职业防护	3		
	·注意人文关怀	2		
操作时间	______ min			
总分	100			
得分				

【注意事项】

1. 掌握环甲膜穿刺术的适应证和禁忌证。

(1)适应证：①急性上呼吸道完全或不完全性梗阻，尤其是声门区阻塞，严重呼吸困难不能及时切开气管建立人工气道者；②经口（鼻）气管插管失败；③气管内给药。

(2)禁忌证：有出血倾向者。

2. 穿刺进针不宜过深，避免损伤气管后壁黏膜。

3. 穿刺部位若有明显出血，应及时止血，以免血液流入气管内。

4. 作为一种应急措施，穿刺针留置时间不宜超过 24 h。

【测一测】

下列关于环甲膜穿刺术的描述正确的是( )

A. 不能进行气管内给药

B. 适用于下呼吸道完全或不完全梗阻

C. 穿刺位置为甲状软骨和舌骨之间的凹陷

D. 作为一种应急措施,穿刺针留置时间不宜超过 48 h

E. 如遇血凝块或分泌物阻塞穿刺针头,可用注射器注入空气

(周晓欢)

五、气管插管术

【情景导入】

患者,女,70 岁。诊断为重症肺炎,动脉血气分析显示 PaO_2 46 mmHg,$PaCO_2$ 39 mmHg,拟行气管插管,呼吸机辅助机械通气。请思考:①在气管插管的过程中,声门暴露的标志有哪些?②确定气管插管插入位置是否正确的方法有哪些?

【实训目的】

气管插管术,是指将一特制的导管经口或鼻通过声门直接插入气管内,从而在生理气道与空气或其他气源之间建立有效连接,保证气道通畅的技术。其目的是清除呼吸道分泌物或异物,解除上呼吸道梗阻,进行有效人工呼吸,增加肺泡有效通气量,减少气道阻力及无效腔。

通过学习本项目,学习者要掌握气管内插管术的适应证及相对禁忌证,熟悉操作方法,并能在紧急情况下为患者实施气管内插管,具备爱伤观念、急救意识、爱心、责任心、奉献精神和人文关怀品质。

【实训物品】

气管导管(图 2-13)、管芯、喉镜(图 2-14)、牙垫、注射器、吸痰管、吸引器、听诊器、无菌手套、治疗盘、治疗巾、弯盘、免洗手消毒液、简易呼吸器等。

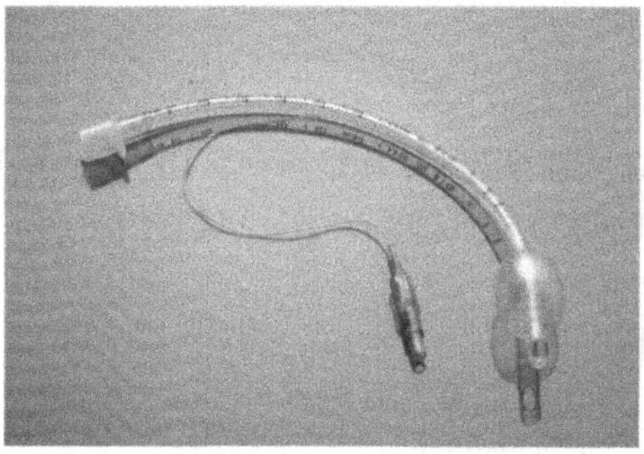

图 2-13 气管导管

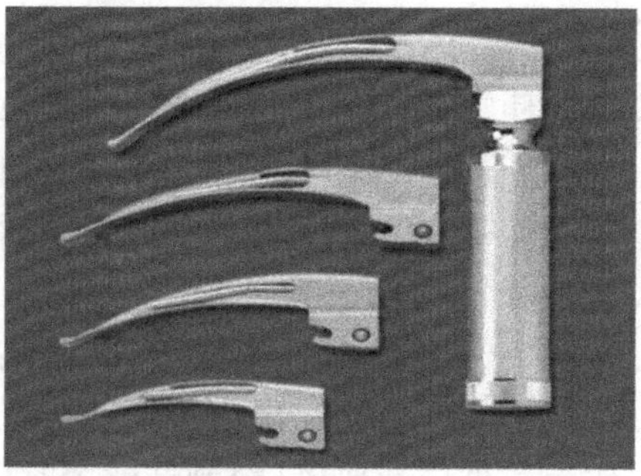

图 2-14 喉镜

【实训流程】

气管插管术操作流程见图2-15。

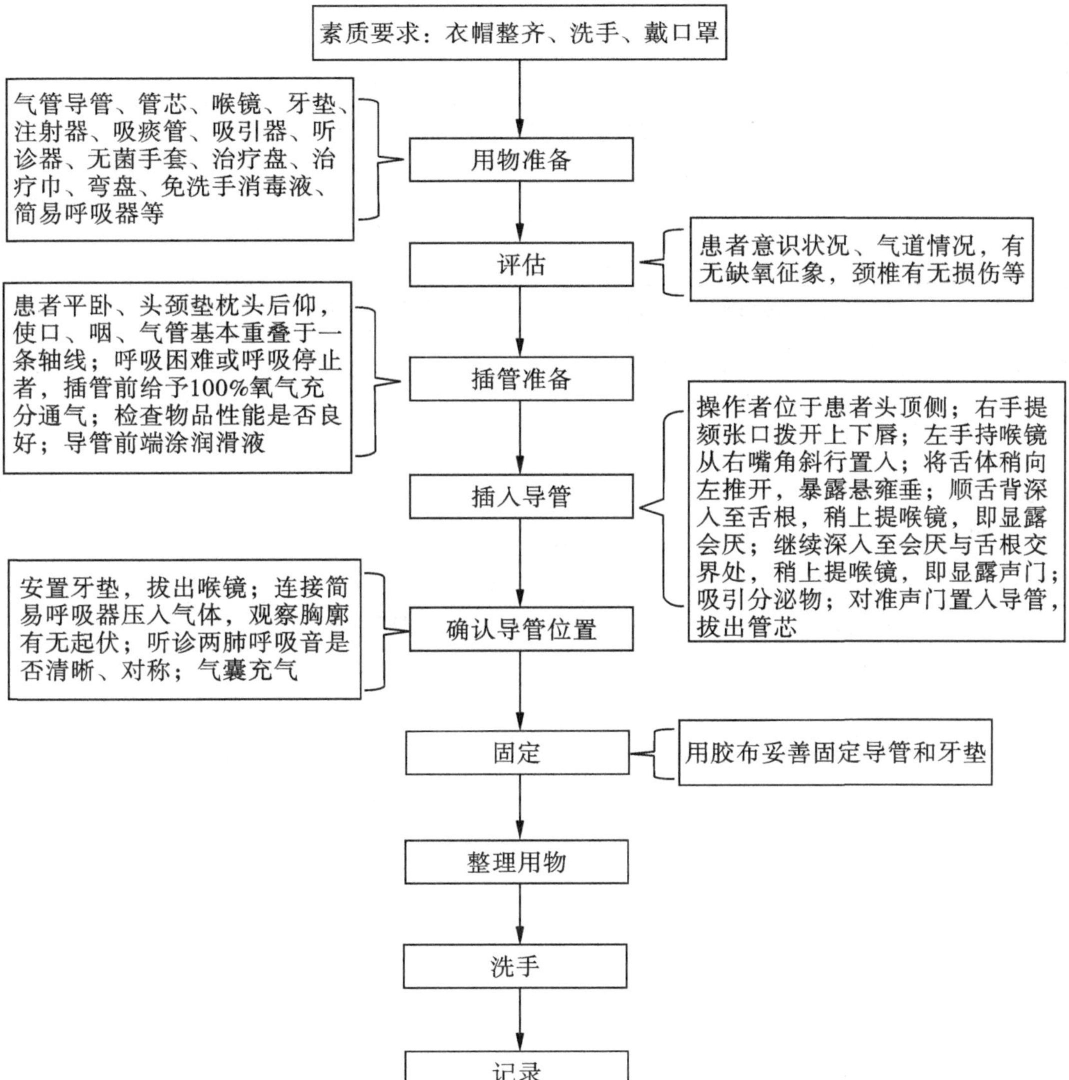

图2-15 气管插管术操作流程

【操作测评】

气管插管术评分标准见表2-5。

表 2-5 气管插管术评分标准

项目	操作技术要求	分值	扣分	备注
操作准备（6 分）	·仪表端庄、衣帽整齐	3		
	·物品备齐，放置有序	3		
操作过程（76 分）	·洗手、戴口罩、手套	3		
	·评估患者意识状况、气道情况，有无缺氧征象，颈椎有无损伤等	5		
	·患者平卧、头颈垫枕头后仰，使口、咽、气管基本重叠于一条直线	4		
	·呼吸困难或呼吸停止者，插管前给予 100% 氧气充分通气	4		
	·检查物品性能是否良好	4		
	·导管前端涂润滑液	3		
	·操作者位于患者头顶侧，右手提颏张口拨开上下唇，左手持喉镜从右嘴角斜行置入	6		
	·将舌体稍向左推开，暴露悬雍垂	6		
	·顺舌背深入至舌根，稍上提喉镜，即显露会厌	6		
	·继续深入至会厌与舌根交界处，稍上提喉镜，即显露声门	6		
	·吸引分泌物（助手协助）	5		
	·对准声门置入导管，拔出管芯	5		
	·安置牙垫，拔出喉镜	4		
	·连接简易呼吸器压入气体，观察胸廓有无起伏，听诊两肺呼吸音是否清晰、对称	5		
	·气囊充气	5		
	·用胶布妥善固定导管和牙垫	5		
操作后（10 分）	·脱手套、口罩，洗手	2		
	·整理用物，合理安置患者	5		
	·记录，报告操作完毕（计时结束）	3		
综合评价（8 分）	·操作规范，动作迅速	3		
	·注意保护患者安全和职业防护	3		
	·注意人文关怀	2		
操作时间	________ min			
总分	100			
得分				

【注意事项】

1. 掌握气管插管术的适应证和禁忌证。

(1)适应证:①呼吸、心搏骤停行心肺脑复苏者;②呼吸衰竭需有创机械通气者;③呼吸道分泌物不能自行咳出,需直接清除或吸出气管内痰液者。

(2)禁忌证:气管插管没有绝对禁忌证,有以下情况时需慎重操作。①喉头水肿或黏膜下血肿,急性喉炎,插管创伤引起的严重出血等;②颈椎骨折或脱位;③肿瘤压迫或侵犯气管壁,插管可导致肿瘤破裂者;④面部骨折;⑤会厌炎。

2. 插管时尽量使喉部充分暴露,视野清楚,动作轻柔、准确,以防造成损伤。

3. 操作者动作应熟练、迅速,勿使缺氧时间过长,而致心搏骤停;30 s 内插管未成功,应先给予 100% 氧气吸入后再重新尝试。

4. 气囊内充气要适度,气囊内压力维持在 25 ~ 30 cmH_2O;应妥善固定导管,每班记录导管置入长度。

5. 插管后加强气道护理,吸痰时必须严格无菌操作,吸痰持续时间一次不超过 15 s。

【测一测】

1. 不属于气管插管适应证的是(　　)

A. 各种呼吸衰竭　　B. 急性喉头水肿

C. 新生儿窒息的复苏　　D. 呼吸、心搏骤停行心肺复苏

E. 各种全身麻醉或静脉复合麻醉手术

2. 气管内插管气囊压力过高,充气时间过长可能导致(　　)

A. 气道漏气　　B. 气道阻塞

C. 咳嗽反射　　D. 气管插管滑脱

E. 气道黏膜溃疡坏死

(周晓欢)

六、气管切开术

【情景导入】

患者,男,54 岁。1 h 前突发意识障碍,伴有呕吐,呈喷射状,呕吐物为胃内容物,被"120"救护车送至急诊科。头部 CT 示脑干呈片状高密度影,中线居中。入院后很快因呼吸不规则转至 ICU 进一步抢救,现为患者行气管切开术。请思考:①气管切开术的适应证及禁忌证有哪些?②低位切开时不得低于第几气管环?

【实训目的】

气管切开术,是指切开颈段气管前壁,置入气管套管,建立新的通道进行呼吸的一种技术,也称为外科气道。气管切开术可维持气道通畅,减少气道阻力,有利于减少呼吸道解剖无效腔,保证有效通气量。气管切开术可分为常规气管切开术和经皮气管切开术。此处重点介绍常规气管切开术。

通过学习本项目，学习者要掌握气管切开术的适应证及禁忌证，熟悉操作方法；具备爱伤观念、急救意识、爱心、责任心、奉献精神和人文关怀品质。

【实训物品】

气管切开手术包（图2-16）、不同型号气管套管（图2-17）、吸痰管、吸引器、吸氧装置、弯盘、纱布、无菌手套等。

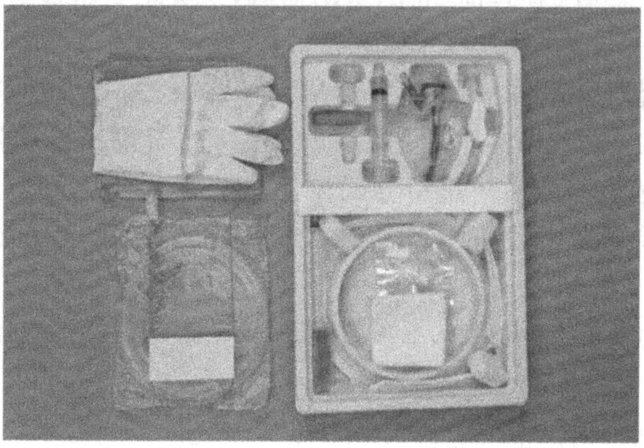

图2-16 气管切开手术包

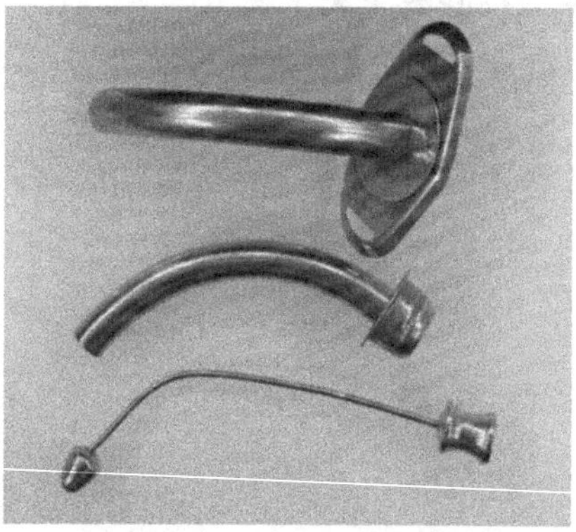

图2-17 不同型号气管套管

【实训流程】

常规气管切开术操作流程见图2-18。

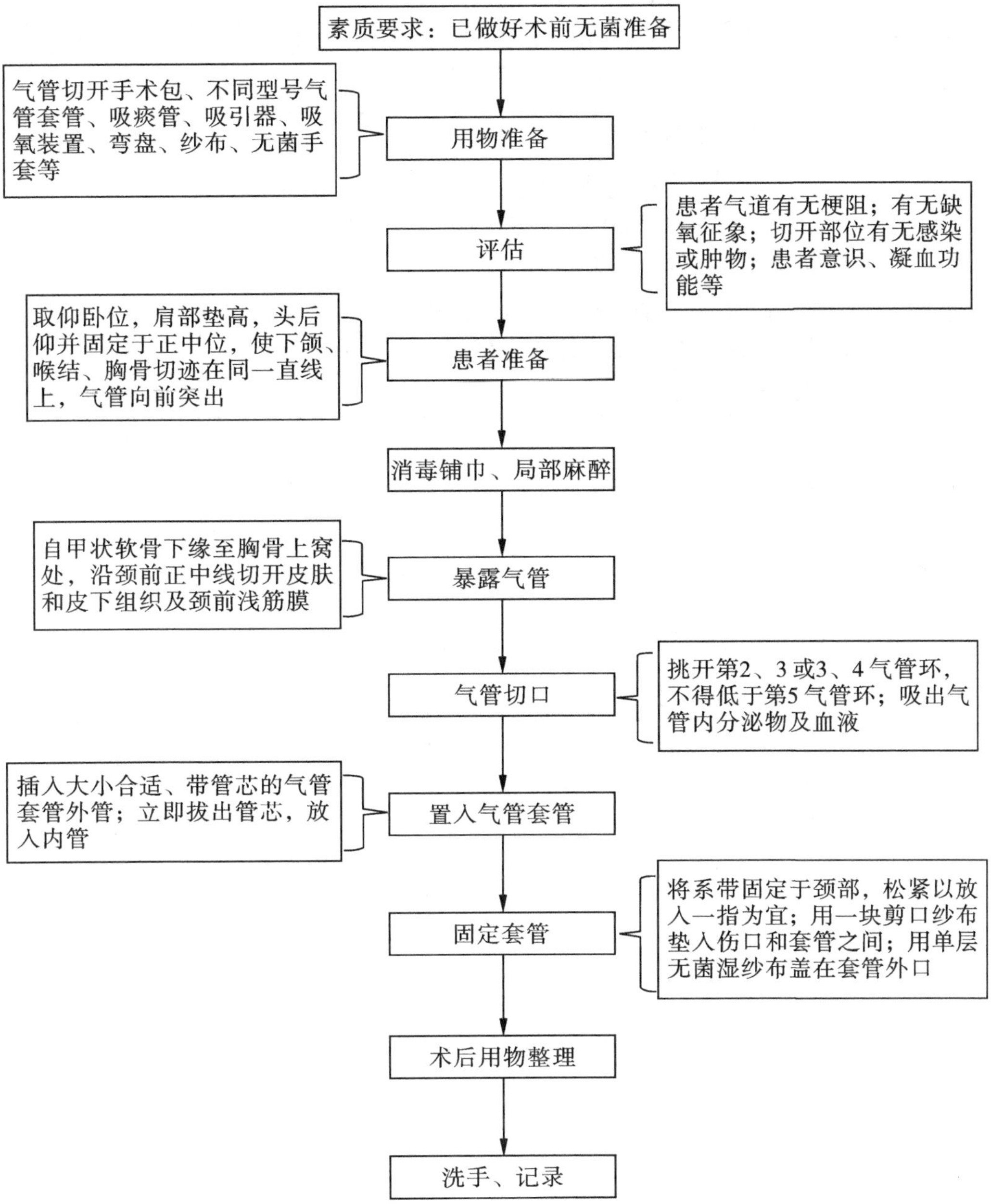

图 2-18　常规气管切开术操作流程

【操作测评】

常规气管切开术评分标准见表 2-6。

表2-6 常规气管切开术评分标准

项目	操作技术要求	分值	扣分	备注
操作准备（6分）	·仪表端庄、衣帽整齐	3		
	·物品备齐，放置有序	3		
操作过程（76分）	·洗手，戴口罩、手套（口述已做好术前无菌准备）	4		
	·评估患者气道有无梗阻，有无缺氧征象，切开部位有无感染或肿物，患者意识、凝血功能等	5		
	·患者取仰卧位，肩部垫高，头后仰并固定于正中位，使下颌、喉结、胸骨切迹在同一直线上，气管向前突出	6		
	·消毒铺巾	8		
	·局部麻醉	8		
	·暴露气管：自甲状软骨下缘至胸骨上窝处，沿颈前正中线切开皮肤和皮下组织及颈前浅筋膜	6		
	·挑开第2、3或3、4气管环，不得低于第5气管环	7		
	·吸出气管内分泌物及血液	6		
	·插入大小合适、带管芯的气管套管外管	6		
	·立即拔出管芯，放入内管	5		
	·将系带固定于颈部，松紧以能放入一指为宜	5		
	·用一块剪口纱布垫入伤口和套管之间	5		
	·用单层无菌湿纱布盖在套管外口	5		
操作后（10分）	·术后用物整理，合理安置患者	2		
	·洗手	5		
	·记录，报告操作完毕（计时结束）	3		
综合评价（8分）	·操作规范，动作熟练	3		
	·注意保护患者安全和职业防护	3		
	·注意人文关怀	2		
操作时间	______ min			
总分	100			
得分				

【注意事项】

1.掌握气管切开术的适应证和禁忌证。

（1）适应证：①喉阻塞，由喉部炎症、肿瘤、外伤、异物或瘢痕性狭窄等引起严重的呼吸困难，而病因又不能很快解除者；②下呼吸道分泌物潴留，重度颅脑损伤、呼吸道烧伤、肿瘤、昏迷、神经系统病变等患者，自身无法有效清除呼吸道分泌物，随时有呼吸道梗阻的危险；③预防性气管切开，如口腔、咽喉部手术等，为保持术后呼吸道通畅，可施行气管切开术。

（2）禁忌证：①严重出血性疾病；②下呼吸道占位而致的呼吸困难；③颈部恶性肿瘤。

2. 术前应备好各种抢救物品、急救药品等。

3. 术中气管切口不得高于第 2 气管环或低于第 5 气管环，以免损伤颈部两侧大血管及甲状腺；气管套管要固定牢靠，太松套管易脱出，太紧影响血液循环。

4. 术后防止脱管性窒息；保持气管套管通畅，维持下呼吸道通畅；防止伤口感染。

5. 全身情况好转，下呼吸道分泌物不多，可考虑拔管，但拔管前应试行堵管 1 ~ 3 d，从半堵到全堵管口，如无呼吸困难即可拔管。拔管后，用胶布拉紧伤口两侧皮肤，使其封闭；床边仍应准备气管切开包，以备急用。

【测一测】

患者，男，28 岁，患破伤风住院治疗，抽搐频繁，为防止发生喉痉挛，应采取的措施是（　　）

A. 吸痰、给氧　　B. 气管插管

C. 气管切开　　D. 环甲膜穿刺

E. 超声雾化吸入

（周晓欢）

实训二

气道通畅技术

一、Heimlich 手法

【情景导入】

患儿,女,3 岁。在进食过程中,突然用手掐住颈部,不能说话、咳嗽,表情痛苦、面色发绀。请思考:①患儿可能发生了什么危急情况? ②假如你在现场,你会采取什么急救方法?

【实训目的】

Heimlich 手法,是一种简便有效的抢救食物、异物卡喉所致窒息的急救方法。

通过学习本项目,学习者要掌握 Heimlich 手法的正确操作方式,了解其原理和适应证,并能在合适的时机下为气道完全梗阻所致窒息的患者实施 Heimlich 急救;具备爱伤观念、急救意识、爱心、责任心和人文关怀品质;具有良好的沟通能力和判断力。

【实训物品】

属徒手急救操作,无特殊要求。

【实训流程】

Heimlich 手法操作流程见图 2-19。

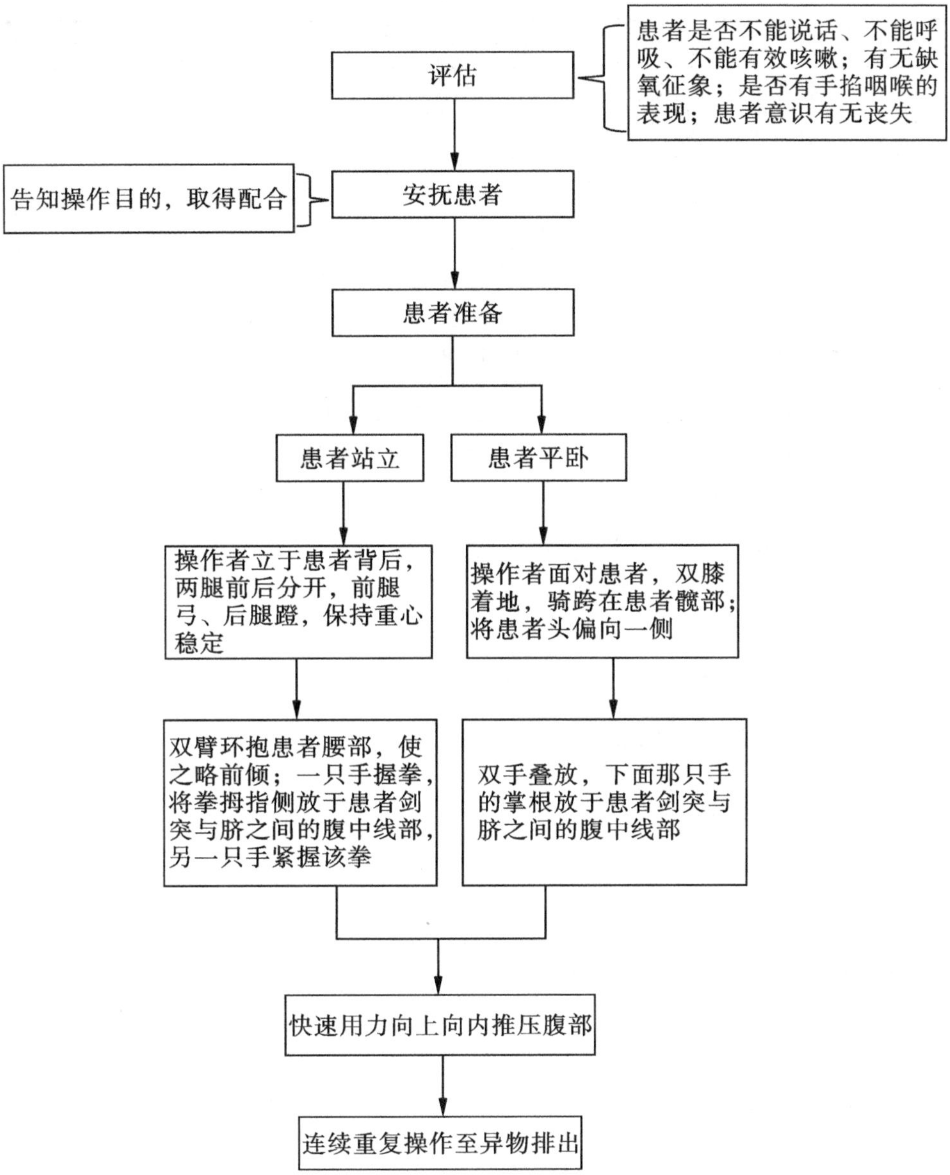

图 2-19 Heimlich 手法操作流程

【操作测评】

Heimlich 手法评分标准见表 2-7。

表 2-7　Heimlich 手法评分标准

项目	操作技术要求	分值	扣分	备注
操作前评估 (15 分)	·患者是否不能说话、不能呼吸、不能有效咳嗽	5		
	·有无缺氧征象	5		
	·是否有手掐咽喉的表现;患者意识有无丧失	5		
操作过程 (65 分)	·安抚患者,告知操作目的,取得配合	5		
	·患者可站立,操作者立于患者背后,两腿前后分开,前腿弓、后腿蹬,保持重心稳定。或患者平卧,操作者面对患者,双膝着地,骑跨在患者髋部;将患者头偏向一侧	20		
	·双臂环抱患者腰部,使之略前倾;一只手握拳,将拳拇指侧放于患者剑突与脐之间的腹中线部,另一只手紧握该拳。或双手叠放,下面那只手的掌根放于患者剑突与脐之间的腹中线部	20		
	·快速用力向上向内推压腹部	10		
	·连续重复操作至异物排出	10		
操作后 (10 分)	·安抚患者	5		
	·及时送医,报告操作完毕(计时结束)	5		
综合评价 (10 分)	·操作规范,动作熟练	5		
	·注意保护患者安全和职业防护	3		
	·注意人文关怀	2		
操作时间	________ min			
总分	100			
得分				

【注意事项】

1. 如果患者咳嗽,不要用力拍打其后背。咳嗽表示部分梗阻,可由患者自行用力咳出。用力拍背可令异物下移,导致完全梗阻。

2. 如果患者意识丧失,应及时开始 CPR 操作。

3. 施救过程中注意观察患者反应,及时取出异物。

4. 若患者为孕妇或过度肥胖致施救者双手无法环抱腹部做挤压,则采取胸部冲击法。

5. 1 岁以内的婴儿 Heimlich 手法,需按照背部叩击联合胸部冲击法进行施救。背部叩击法:施救者取坐位,前臂放于大腿上,让婴儿俯卧于前臂,手指张开托住婴儿两侧下颌角,固定头部,保持头低于躯干位,另一只手掌在婴儿两肩胛骨之间叩击 5 次。胸部冲击法:一只手固定后颈部,小心将婴儿翻转,使其仰卧于另一只手前臂上,保持头低于躯干,用两手指快速向下冲击胸骨下半段 5 次。

【测一测】

1. 一老人在进食过程中，突然手掐咽喉，呼吸困难，面色发绀。此时现场应采取的急救措施是（　　）

A. Heimlich 手法　　B. 气管切开术
C. 口咽通气管置入术　　D. 鼻咽通气管置入术
E. 经口气管插管术

2. 患儿，3 岁。在吃玉米的过程中，突然手掐颈部，不能说话、咳嗽，继而倒地，呼之不应，面色发绀。此时现场应采取的急救措施是（　　）

A. Heimlich 手法　　B. CPR
C. 胸部冲击法　　D. 背部扣击法
E. 气管切开术

（周晓欢）

二、气管内吸痰术

【情景导入】

患者，男，70 岁。因脑卒中入 ICU 治疗。经口气管插管辅助通气，神志清楚。现心电监护显示血氧饱和度 89%，患者持续呛咳。护士报告医生后给予气管内吸痰。请思考：①气管内吸痰的指征有哪些？②开放式吸痰和密闭式吸痰各有何特点？注意事项有哪些？

【实训目的】

气管内吸痰术，是利用负压吸引的原理，用导管经人工气道将呼吸道内的分泌物清除，以保持呼吸道通畅的一种方法。目前有两种气管内吸痰的方法：开放式吸痰和密闭式气管内吸痰。开放式气管内吸痰需断开呼吸机管路，将吸痰管直接插入人工气道内吸引；而密闭式吸痰是利用与呼吸机管路相连的无菌、封闭、嵌入式的吸痰管，在不断开呼吸机管路的条件下进行气管内吸引。此处主要介绍开放式吸痰术。

通过学习本项目，学习者要掌握气管内吸痰的正确操作方式，熟悉其适应证及操作注意事项，并能在合适的时机下为人工气道患者实施气管内吸痰；具备爱伤观念、急救意识、爱心、责任心和人文关怀品质，具有良好的沟通能力和判断力。

【实训物品】

负压吸引装置、听诊器、无菌治疗盘、无菌治疗碗、灭菌水、吸痰管（数根）、无菌手套、一次性治疗巾、无菌纱布、弯盘、免洗手消毒液等。

【实训流程】

开放式气管内吸痰术操作流程见图 2-20。

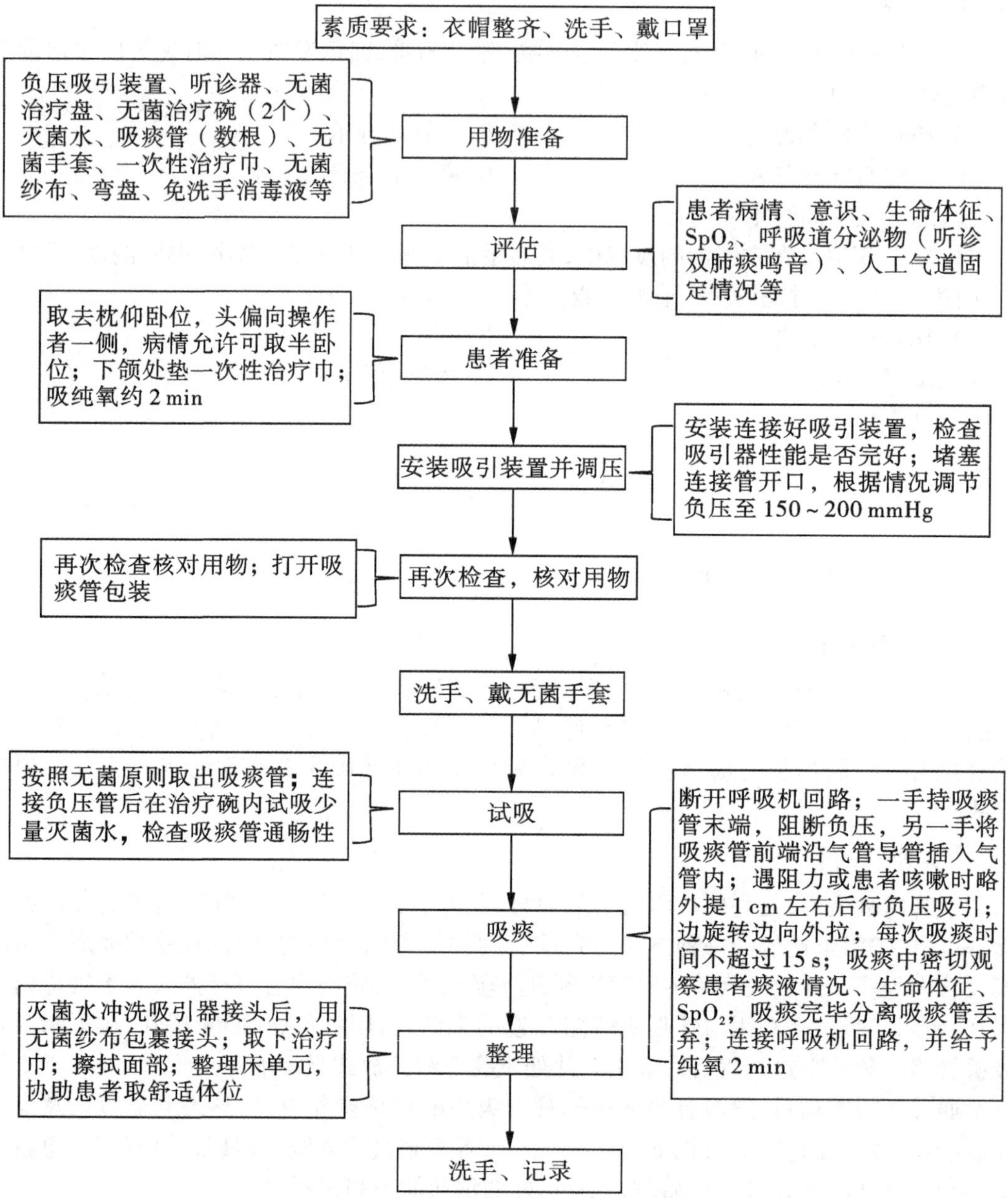

图 2-20　开放式气管内吸痰术操作流程

【操作测评】

开放式气管内吸痰术评分标准见表 2-8。

表 2-8　开放式气管内吸痰术评分标准

项目	操作技术要求	分值	扣分	备注
操作准备（5 分）	· 仪表端庄、衣帽整齐	2		
	· 物品备齐，放置有序	3		
操作过程（75 分）	· 洗手，戴口罩、手套	3		
	· 评估患者病情、意识、生命体征、SpO_2、呼吸道分泌物（听诊双肺痰鸣音）、人工气道固定情况等	8		
	· 取去枕仰卧位，头偏向操作者一侧，病情允许可取半卧位	2		
	· 下颌处垫一次性治疗巾	3		
	· 吸纯氧约 2 min	2		
	· 安装并连接好吸引装置，检查吸引器性能是否完好	4		
	· 堵塞连接管开口，根据情况调节负压至 150～200 mmHg	6		
	· 再次检查、核对用物	2		
	· 打开吸痰管包装	2		
	· 洗手、戴无菌手套	2		
	· 按照无菌原则取出吸痰管	1		
	· 连接负压管后在治疗碗内试吸少量灭菌水，检查吸痰管通畅性	5		
	· 断开呼吸机回路	3		
	· 一只手持吸痰管末端，阻断负压，另一只手将吸痰管前端沿气管导管插入气管内	8		
	· 遇阻力或患者咳嗽时略外提 1 cm 左右后行负压吸引	5		
	· 边旋转边向外拉	5		
	· 每次吸痰时间不超过 15 s	5		
	· 吸痰中密切观察患者痰液情况、生命体征、SpO_2	5		
	· 吸痰完毕分离吸痰管丢弃	1		
	· 连接呼吸机回路，并给予纯氧 2 min	3		
操作后（10 分）	· 灭菌水冲洗吸引器接头后，用无菌纱布包裹接头	3		
	· 取下治疗巾，为患者擦拭面部	2		
	· 整理床单元，协助患者取舒适体位	2		
	· 与患者沟通，报告操作完毕（计时结束）	3		
综合评价（10 分）	· 操作规范，动作熟练	4		
	· 注意保护患者安全和职业防护	3		
	· 注意人文关怀	3		
操作时间	________ min			
总分	100			
得分				

【注意事项】

1. 气管内吸痰术是一种具有潜在损害的操作，不应该作为常规，应按需吸痰，在有临床指征时进行。如具备下列情况之一：①气管导管内看见明显分泌物；②患者频繁或持续呛咳；③听诊有明显痰鸣音；④呼吸机出现高压或低潮气量报警；⑤怀疑为分泌物引起的 SpO_2 降低；⑥患者突发呼吸困难等。

2. 严格无菌操作，预防感染。有条件者尽量采取密闭式气管内吸痰。

3. 选择型号合适的吸痰管。对于成人和儿童，吸痰管直径不超过气管导管内径的50%；对于婴儿，吸痰管直径不超过气管导管内径的70%。

4. 吸痰负压一般为 150～200 mmHg。

5. 每次吸痰时间不超过 15 s。

6. 吸痰顺序：先吸气道内分泌物，再吸口鼻腔分泌物。

7. 机械通气患者吸痰前应将吸氧浓度调至100%，并检查呼吸机管路，倾倒多余冷凝水。

【测一测】

1. 患者，女，62 岁。阑尾炎术后带气管插管入 ICU，全身麻醉未醒。护士应（　　）

A. 每 2 h 吸痰一次　　B. 听诊有明显痰鸣音时及时吸痰

C. 尽量采取开放式吸痰　　D. 将吸痰负压调为 300～400 mmHg

E. 每次吸痰时间尽量大于 15 s

2. 对成人进行气管内吸痰时吸痰管的直径应选择不超过气管导管内径的（　　）

A. 90%　　B. 80%

C. 70%　　D. 60%

E. 50%

（周晓欢）

实训三

人工通气技术

一、球囊-面罩通气术

【情景导入】

患者,男,55 岁。因急性心肌梗死入院治疗。护士巡视病房时发现其心搏骤停,医护团队立即实施心肺复苏抢救。请思考:①在为患者实施紧急人工通气时,一般选用何种通气设备?②球囊-面罩主要由哪些部分组成?主要操作手法是什么?操作时有哪些注意事项?

【实训目的】

球囊-面罩,又称简易呼吸器,是进行人工通气的简易工具。球囊-面罩通气具有通气效果显著、操作简便、有无氧源均可使用等特点。

通过学习本项目,学习者要掌握球囊-面罩通气术的操作方法,熟悉简易呼吸器的主要结构组成,了解简易呼吸器的通气原理。能在合适的时机下为患者正确实施球囊-面罩通气术。具备爱伤观念、急救意识、爱心、责任心、奉献精神和人文关怀品质;具备良好的团结协作能力和沟通能力。

【实训物品】

球囊-面罩(1 套)、开口器、治疗盘、弯盘、免洗手消毒液等。

球囊-面罩主要由"四体"(面罩、球囊、储氧袋、氧气连接管)和"六阀"(单向阀、呼气阀、压力安全阀、进气阀、储气阀、氧气安全阀)组成(图 2-21)。

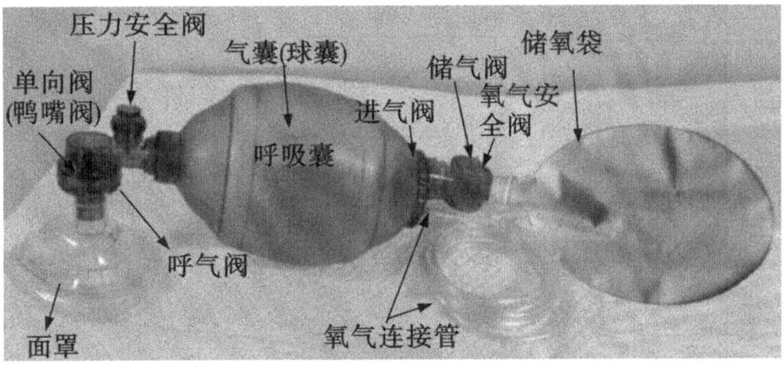

图 2-21　简易呼吸器的结构

【实训流程】

球囊-面罩通气术操作流程见图2-22。

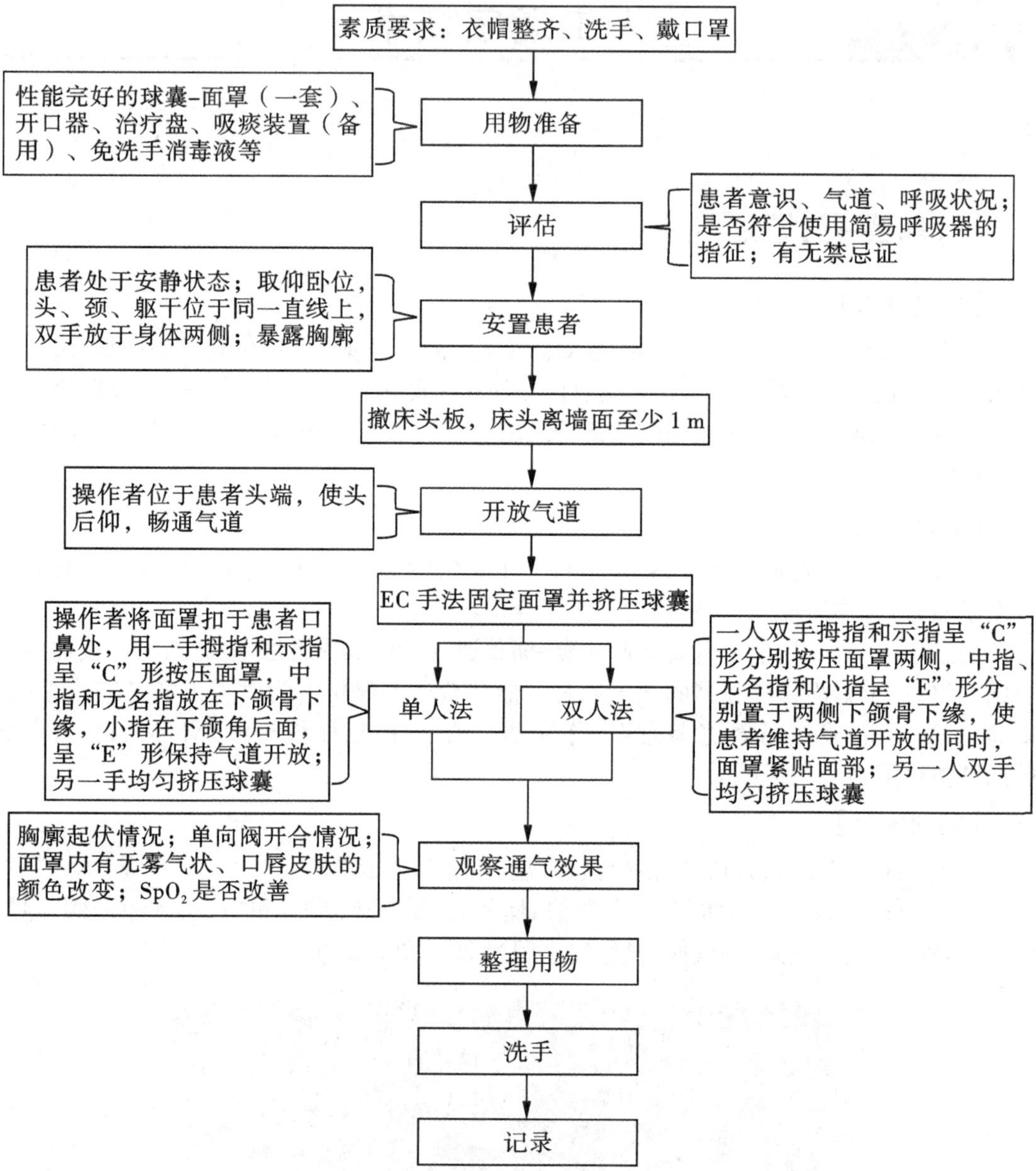

图2-22 球囊-面罩通气术操作流程

【操作测评】

球囊-面罩通气术（单人操作）评分标准见表2-9。

表 2-9 球囊-面罩通气术(单人法)评分标准

项目	操作技术要求	分值	扣分	备注
操作准备（6 分）	·仪表端庄、衣帽整齐	3		
	·物品备齐,放置有序	3		
操作过程（76 分）	·洗手、戴口罩	4		
	·评估患者意识、气道、呼吸状况、适应证、禁忌证等	8		
	·患者取仰卧位,头、颈、躯干位于同一直线上,双手放于身体两侧;暴露胸廓	5		
	·撤床头板,床头离墙面至少 1 m	5		
	·检查口腔,必要时清理分泌物	6		
	·合适手法开放气道	8		
	·将面罩扣于患者口鼻处,EC 手法固定面罩并挤压球囊	20		
	·根据患者情况,选择合适的呼吸频率、通气量	10		
	·观察通气效果(口述:“三看一感觉”内容)	10		
操作后（10 分）	·协助患者取适宜体位,整理床单元和用物	4		
	·洗手	3		
	·记录,报告操作完毕(计时结束)	3		
综合评价（8 分）	·操作规范,动作熟练	3		
	·注意保护患者安全和职业防护	3		
	·注意人文关怀	2		
操作时间	________ min			
总分	100			
得分				

【注意事项】

1. 适应证:主要用于途中、现场或临时替代呼吸机的人工通气。禁忌证:中等以上活动性咯血;颌面部外伤或严重骨折;大量胸腔积液等。

2. 根据患者选择合适的面罩,面罩固定时不可漏气,同时避免损伤皮肤黏膜。

3. 使用简易呼吸器过程中,应密切观察患者通气效果,注意“三看一感觉”。“三看”:胸廓起伏情况、单向阀运作是否正常、面罩内是否有气雾及面色、口唇是否转红。“一感觉”:挤压球囊时如感觉阻力太大,应判断气道是否有分泌物或异物阻塞、气道是否充分开放。

4. 选择适宜的通气量和呼吸频率。挤压球囊时应根据气囊容量及患者病情、年龄、体质等决定通气量,以见到胸廓起伏即可,400 ~ 600 mL。如果患者有脉搏,挤压频率为 10 ~ 12 次/min;如果没有脉搏,以 30 : 2 的比例进行按压—通气;如果患者有呼吸,则挤压球囊的频率应和呼吸协调一致,尽量在患者吸气时挤压气囊。

【测一测】

1. 在进行球囊-面罩通气术时,患者应采取的体位是(　　)

A. 左侧卧位　　B. 右侧卧位

C. 平卧,头偏向左侧　　D. 平卧,头偏向右侧

E. 去枕仰卧,头后仰体位

2. 关于球囊-面罩通气术的注意事项,正确的说法是(　　)

A. 如果有脉搏,每 5 ~ 6 s 给予 1 次呼吸(频率为 10 ~ 12 次/min)

B. 如果无脉搏,使用 2 : 30 的比例进行按压—通气

C. 如果患者有微弱呼吸,尽量在呼气时挤压球囊

D. 适宜通气量为 800 ~ 1 000 mL

E. 通气量越大越好

(周晓欢)

二、无创机械通气术

【情景导入】

患者,男,78 岁。因"呼吸困难"收入 ICU,立即监护治疗。BP 175/110 mmHg, SpO_2 82%,神志清楚,烦躁不安,大汗淋漓。动脉血气分析示:pH 值 7.21、PaO_2 66 mmHg、$PaCO_2$ 90 mmHg。遵医嘱立即给予无创呼吸机辅助治疗。请思考:①使用无创机械通气的目的是什么?②如何为患者实施无创机械通气治疗?

【实训目的】

无创机械通气术,也叫无创正压通气术(noninvasive positive pressure ventilation, NIPPV),是一种无须建立人工气道,可通过鼻/面罩与患者建立连接的呼吸支持方式。主要用于急、慢性呼吸衰竭;纠正低氧血症;降低呼吸功耗,缓解呼吸肌疲劳;防止肺不张。

通过学习本项目,学习者要掌握无创机械通气的操作方法,了解其适应证及注意事项,并能为患者正确实施无创机械通气。具备爱伤观念、爱心、责任心、奉献精神和人文关怀品质;具备敏锐的观察力、判断力及良好的沟通能力。

【实训物品】

无创机械通气用呼吸机(图 2-23)、呼吸机面罩、呼吸机管路、吸氧装置、氧气管、免洗手消毒液等。

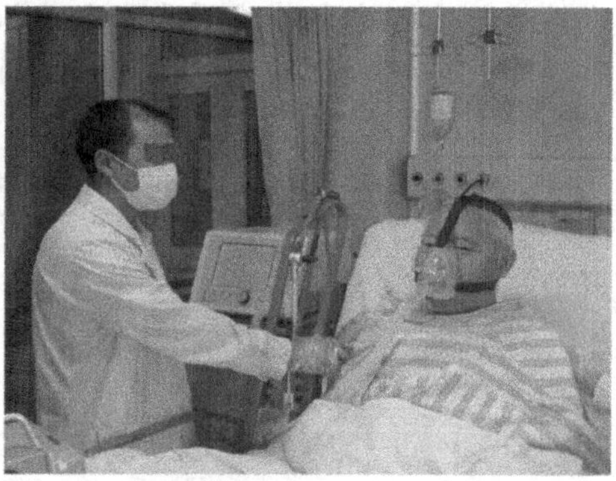

图 2-23　无创机械通气用呼吸机

【实训流程】

无创机械通气术操作流程见图 2-24。

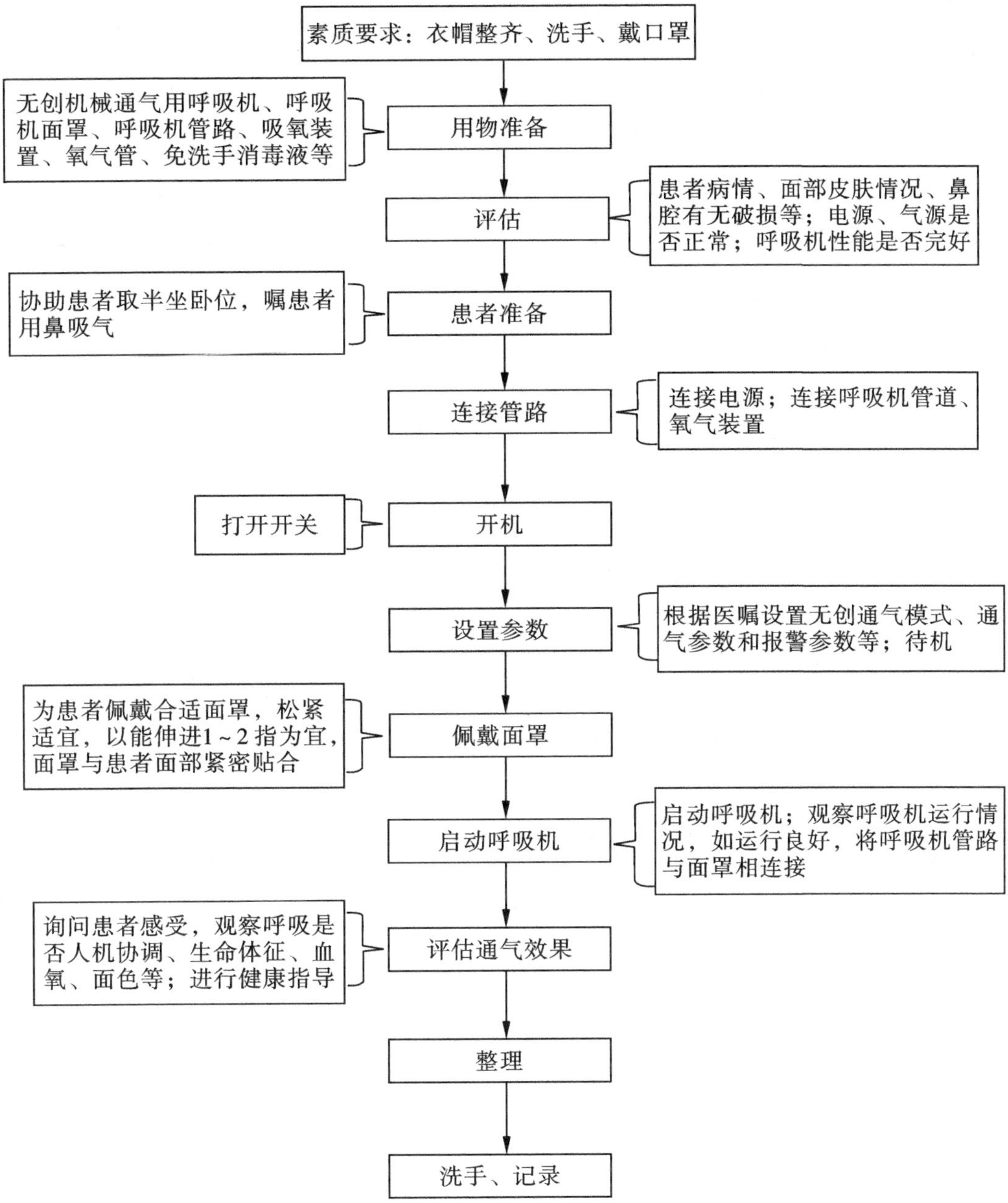

图2-24　无创机械通气术操作流程

【操作测评】

无创机械通气术评分标准见表2-10。

表2-10 无创机械通气术评分标准

项目	操作技术要求	分值	扣分	备注
操作准备（6分）	·仪表端庄、衣帽整齐	3		
	·物品备齐，放置有序	3		
操作过程（80分）	·评估病情、意识、生命体征、呼吸道通畅程度、排痰情况及血氧饱和度、面部皮肤情况、鼻腔有无破损等	8		
	·检查电源、气源是否正常	3		
	·评估呼吸机性能是否完好	3		
	·协助患者取半坐卧位，嘱患者用鼻吸气	5		
	·连接电源	3		
	·连接呼吸机管道、氧气装置	6		
	·打开呼吸机主机	4		
	·根据医嘱选择无创通气模式、通气参数和报警参数等	9		
	·连接模拟肺，检查机器是否正常运转	5		
	·为患者佩戴合适面罩，松紧适宜，以能伸进1~2指为宜，面罩与患者面部紧密贴合	6		
	·启动呼吸机，观察呼吸机运行情况	4		
	·将呼吸机管路与面罩相连接	5		
	·指导患者放松呼吸，随机吸气、呼气，慢慢调节自己的呼吸与呼吸机同步	6		
	·询问患者感受，观察呼吸是否人机协调、生命体征、血氧、面色等	8		
	·观察有无口咽部干燥、腹胀气、鼻面部压迫性损伤、气胸等	5		
操作后（6分）	·整理用物	3		
	·洗手并记录，报告操作完毕（计时结束）	3		
综合评价（8分）	·操作规范，动作迅速	3		
	·注意保护患者安全和职业防护	3		
	·注意人文关怀	2		
操作时间	________ min			
总分	100			
得分				

【注意事项】

1.适应证：主要用于各种情况引起的呼吸衰竭，如急性加重期慢性阻塞性肺疾病、心源性肺水肿、支气管哮喘急性发作、重症肺炎、中枢性睡眠呼吸暂停综合征等。

2. 禁忌证。绝对禁忌证:①心搏骤停或呼吸停止;②自主呼吸微弱;③误吸高危者、不能清除口咽及上呼吸道分泌物、呼吸道保护能力差;④颈部和面部创伤、烧伤及畸形;⑤上呼吸道梗阻。相对禁忌证:①昏迷;②近期做过面部、颈部、口腔、咽部、食管及胃部手术;③严重感染;④呼吸道分泌物多或排痰障碍;⑤患者不合作或极度紧张。

3. 使用呼吸机期间,确保呼吸机报警装置处于开启状态。

4. 告知患者和家属使用无创呼吸机的目的、基本原理,可能出现的不适和配合方法,鼓励主动排痰,指导吐痰,嘱咐患者或家人若患者有不适及时通知医务人员。

5. 安装无创呼吸机通气设备时,要确保管道结合紧密,避免漏气。

6. 使用过程中要及时发现和避免并发症的发生,有无眼部刺激、皮肤破溃、气道阻塞、呼吸困难、焦虑、幽闭恐惧症、胃胀气、气压伤等。

7. 床边备有紧急抢救设备,无创机械通气效果不佳或治疗后病情加重者,应配合医生紧急气管插管。

【测一测】

1. 无创呼吸机的使用目的是(　　)

A. 改善通气和肺的氧合功能

B. 减少呼吸肌做功,促进患者康复

C. 减少和降低气管插管和气管切开相关并发症

D. 有创机械通气,气管插管拔除后序贯替代治疗

E. 以上都是

2. 下列适合应用无创呼吸机辅助通气的情况是(　　)

A. 慢性阻塞性肺疾病患者

B. 呼吸、心搏骤停患者抢救时的紧急辅助通气

C. 生命体征不稳定的患者

D. 尚未处理的气胸患者

E. 气道分泌物多并不易咳出的患者

3. 使用无创呼吸机过程中需要观察(　　)

A. 患者意识、生命体征　　B. 血气分析、心电图

C. 面罩是否存在漏气　　D. 呼吸困难及呼吸窘迫的缓解情况

E. 以上都需要观察

4. **不属于** NIPPV 禁忌证的是(　　)

A. 严重感染

B. 颈部面部创伤、烧伤及畸形

C. 自主呼吸微弱、意识障碍

D. 误吸危险性高及不能清除口咽及上呼吸道分泌物

E. 烦躁、躁动,需要持续大量镇静药物应用

(庐　静　周晓欢)

三、有创机械通气术

【情景导入】

患者，女，42 岁。因“高处坠落伤 16 h”收入 ICU，立即监护治疗。BP 86/44 mmHg，SpO_2 80%，自主呼吸微弱，深昏迷。医生立即给予经口气管插管，接有创呼吸机辅助呼吸。请思考：①有创机械通气术的适应证是什么？②如何为患者实施有创机械通气治疗？

【实训目的】

有创机械通气术，是指通过建立的人工气道（气管插管或气管切开套管）将呼吸机与患者建立连接的呼吸支持方式。可用于各种呼吸功能障碍引起的严重缺氧或二氧化碳潴留，需要机械通气治疗的患者。

通过学习本项目，学习者要掌握有创机械通气的操作方法，了解其适应证及注意事项，并能为患者正确实施有创机械通气术。具备爱伤观念、爱心、责任心、奉献精神和人文关怀品质；具备敏锐的观察力和判断力及良好的沟通能力。

【实训物品】

有创机械通气用呼吸机（图 2-25）、呼吸机管路、湿化罐（图 2-26）、灭菌注射用水、模拟肺、输液器、免洗手消毒液等。

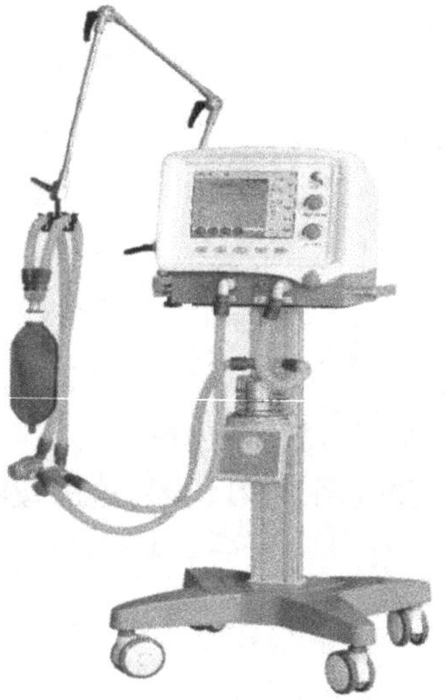

图 2-25　有创机械通气用呼吸机

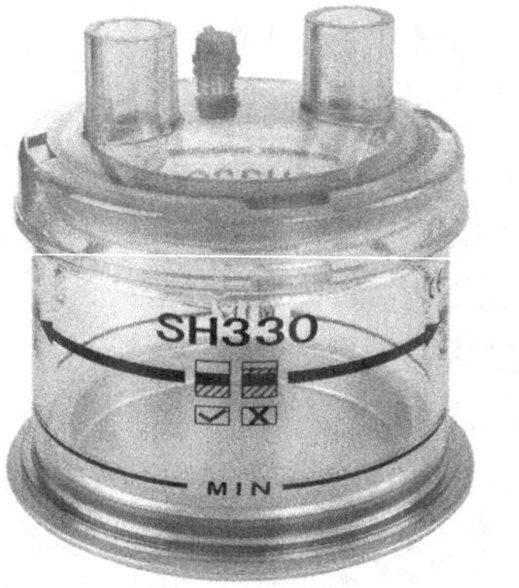

图 2-26　湿化罐

【实训流程】

有创机械通气术操作流程见图 2-27。

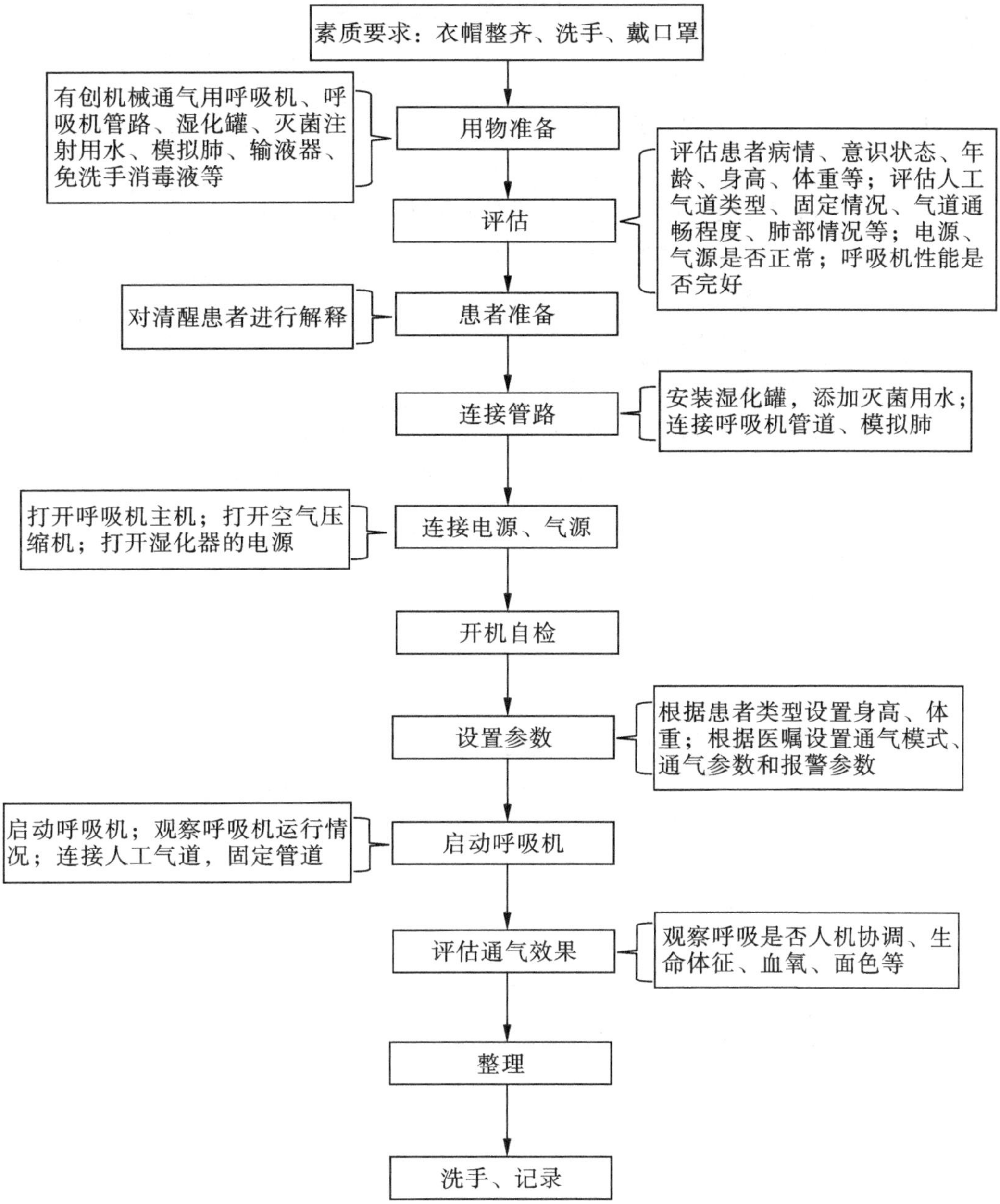

图 2-27　有创机械通气术操作流程

【操作测评】

有创机械通气术评分标准见表 2-11。

表 2-11 有创机械通气术评分标准

项目	操作技术要求	分值	扣分	备注
操作准备（6 分）	·仪表端庄、衣帽整齐	3		
	·物品备齐，放置有序	3		
操作过程（80 分）	·评估患者病情、意识状态、年龄、身高、体重等	3		
	·评估人工气道类型、固定情况、气道通畅程度、肺部情况等	5		
	·评估电源、气源是否正常；呼吸机性能是否完好	3		
	·核对患者	2		
	·对清醒患者进行解释	2		
	·安装湿化罐，添加灭菌用水	6		
	·安装呼吸机管路：打开呼吸机管路外包装，用单根短管路将呼吸机送气口与湿化罐连接，将两根管路按要求连接成一呼吸回路，分别与湿化罐、呼吸机出气口相连	8		
	·安装模拟肺	3		
	·打开呼吸机主机	3		
	·打开空气压缩机	3		
	·打开湿化器电源	3		
	·开机自检	2		
	·选择患者类型设置身高、体重	5		
	·根据医嘱设置通气模式、通气参数和报警参数（选择为同步间歇指令通气；潮气量 8～12 mL/kg；呼气末正压 3～5 cmH_2O；呼吸频率 12 次/min；吸入氧浓度 40%～60%）	8		
	·启动呼吸机	2		
	·观察模拟肺起伏情况	4		
	·观察呼吸机运行情况及有无异常报警	5		
	·确认呼吸机运行正常后，将呼吸机管路接口与患者人工气道相连接	5		
	·妥善固定人工气道及呼吸管路	5		
	·监测各项参数	3		
操作后（6 分）	·整理用物	3		
	·洗手、记录，报告操作完毕（计时结束）	3		
综合评价（8 分）	·操作规范，动作迅速	3		
	·注意保护患者安全和职业防护	3		
	·注意人文关怀	2		
操作时间	______ min			
总分	100			
得分				

【注意事项】

1. 适应证:各种通气异常或氧合异常的患者;需要使用镇静剂和(或)肌肉松弛药;需要肺复张,防止肺不张;需要降低全身或心肌氧耗等。有创机械通气没有绝对禁忌证。

2. 有创呼吸机使用期间,床旁人工呼吸器、负压吸引器、吸氧装置始终处于备用状态;保证床头抬高≥30°。

3. 使用呼吸机期间,严密患者观察生命体征的变化,保持呼吸道通畅,遵医嘱定时做血气分析,防止机械通气并发症的发生;及时正确处理呼吸机报警。

4. 调节呼吸机悬臂(支架)或给患者翻身时,应妥善固定好人工气道,防止因管道牵拉造成人工气道脱出,导致患者窒息。

5. 保持集水杯在管道的最低位,及时倾倒集水杯和管道内的冷凝水。

6. 加强患者气道管理。

【测一测】

1. 进行有创机械通气的前提条件是患者(　　)

A. 神志清楚、生命体征稳定、呼吸频率慢

B. 建立有人工气道(气管插管、气管切开套管)

C. 能配合呼吸机通气模式

D. 昏迷、偏瘫、烦躁、躁动

E. 以上都不对

2. 机械通气的适应证是(　　)

A. 急慢性呼吸衰竭　　B. 重症哮喘

C. 呼吸中枢控制失调　　D. 围手术期

E. 以上都是

3. 机械通气患者建立人工气道可首选(　　)

A. 喉罩　　B. 气管切开

C. 麻醉面罩　　D. 经口气管插管

E. 经鼻气管插管

(庁　静　周晓欢)

第三部分

循环支持技术

实训一 除颤技术

一、医用除颤器的使用

【情景导入】

患者，女，70 岁。阵发性胸闷、气短 10 余年，于 1 h 前突发胸骨后持续性压榨性疼痛前来就诊。给予心电监护。现突发抽搐、意识丧失、血压测不到，心电监护示 QRS 波群消失，出现形态、振幅各异的心电波形，频率为 350 次/min。请思考：①患者可能发生了什么危急情况？②针对此心律失常，应立即采取什么急救措施？

【实训目的】

医用除颤器，是实施心脏电复律的重要抢救设备；主要针对心室颤动、心室扑动等异位性快速心律失常，通过释放脉冲电流，使心脏转复正常窦性心律。一般应用于医疗场所，根据发放脉冲是否与心电图的 R 波同步，可分为同步电复律和非同步电复律。非同步电复律亦称电除颤或除颤，主要用于转复心室颤动、心室扑动或无脉性室性心动过速；同步电复律通过启用同步触发装置，使电流仅在心动周期的绝对不应期中发放，主要用于除心室颤动以外的其他快速型心律失常的转复。此处重点介绍除颤技术。

通过学习本项目，学习者要掌握电除颤的正确操作方法，了解其原理和适应证，并能在合适的时机下为患者正确实施电除颤。具备爱伤观念、急救意识、爱心、责任心和人文关怀品质；具有良好的沟通能力和判断力。

【实训物品】

医用除颤器、模拟人、导电糊或 4 ~6 层生理盐水纱布、弯盘 、纱布等。

【实训流程】

医用除颤器的使用流程见图 3-1。

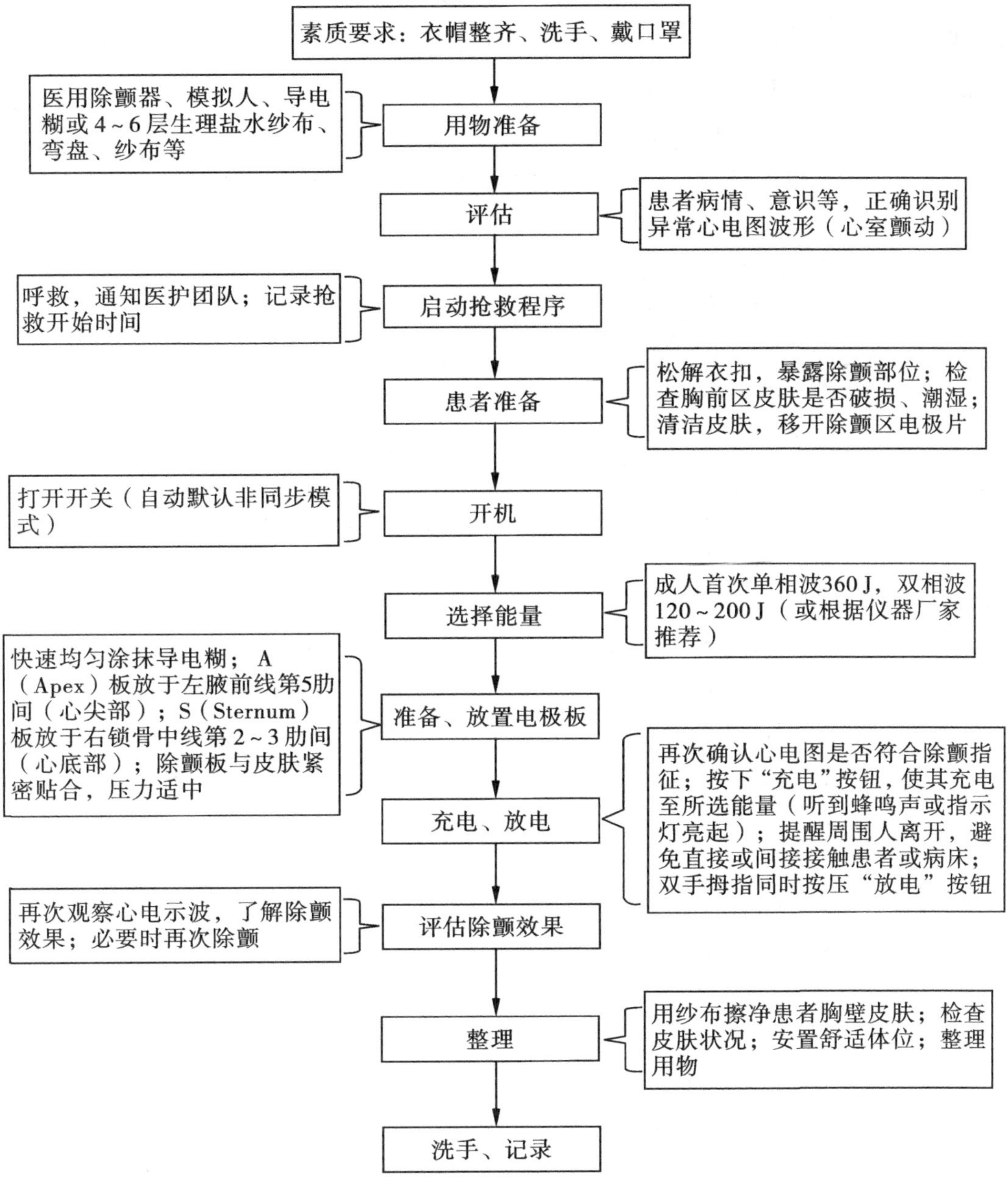

图3-1　医用除颤器的使用流程

【操作测评】

医用除颤器的使用评分标准见表3-1。

表 3-1 医用除颤器的使用评分标准

项目	操作技术要求	分值	扣分	备注
操作准备（5 分）	·仪表端庄、衣帽整齐	2		
	·物品备齐，放置有序	3		
操作过程（75 分）	·评估患者病情、意识等，能正确识别异常心电图波形（心室颤动等）	5		
	·呼救，通知医护团队	5		
	·记录抢救开始时间	2		
	·松解衣扣，暴露除颤部位	2		
	·检查胸前区皮肤是否破损、潮湿	3		
	·必要时清洁皮肤，移开除颤区电极片	2		
	·打开开关（自动默认非同步模式）	5		
	·选择能量（成人首次单相波 360 J，双相波 120～200 J；或根据仪器厂家推荐）	8		
	·快速均匀涂抹导电糊	6		
	·正确放置电极板：A（Apex）板放于左腋前线第 5 肋间（心尖部）；S（Sternum）板放于右锁骨中线第 2～3 肋间（心底部）	10		
	·除颤板与皮肤紧密贴合，压力适中	5		
	·再次确认心电图是否符合除颤指征	3		
	·按下"充电"按钮，使其充电至所选能量（听到蜂鸣声或指示灯亮起）	6		
	·提醒周围人离开，避免直接或间接接触患者或病床	5		
	·双手拇指同时按压"放电"按钮	5		
	·再次观察心电示波，确认除颤效果	3		
操作后（10 分）	·用纱布擦净患者胸壁皮肤	3		
	·检查患者除颤部位皮肤状况	2		
	·安置患者体位，整理床单元	2		
	·与患者沟通、洗手、记录，报告操作完毕（计时结束）	3		
综合评价（10 分）	·操作规范，动作熟练	4		
	·注意保护患者安全和职业防护	3		
	·注意人文关怀	3		
操作时间	________ min			
总分	100			
得分				

【注意事项】

1. 患者除颤部位皮肤要清洁、干燥，尽量避免在潮湿环境下操作。

2. 患者如带有植入性起搏器，应避开起搏器部位至少 10 cm。

3. 导电糊可“Z”形涂抹均匀，两电极板要避免相互摩擦接触。

4. 放电前一定要确保任何人不得直接或间接接触患者、病床及与患者接触的物品，以免触电。

【测一测】

1. 除颤时 A 电极板应放于(　　)

A. 胸骨右缘锁骨下　　B. 胸骨右缘第 2 ~3 肋间

C. 左乳头外上方　　D. 左腋前线第 5 肋间

E. 左腋中线第 4 肋间

2. 下列关于除颤的工作模式描述正确的是(　　)

A. 同步电复律　　B. 非同步电复律

C. 同步和非同步均可　　D. 发放脉冲没有严格要求

E. 发放脉冲应与心电图的 R 波同步

3. 患者，男，49 岁，冠心病史 5 年，以“胸闷、剧烈胸痛半小时伴大汗”为主诉就诊。心电监护显示“QRS 波群消失，代之以大小不等、形态各异的颤动波，频率为 300 次/min”。此时应立即采取的最恰当急救措施是(　　)

A. 气管插管　　B. 按压人中

C. 静脉注射利多卡因　　D. 单相波除颤器连续除颤 3 次

E. 双相波除颤器 150 J 能量除颤

（周晓欢）

二、自动体外除颤器的使用

【情景导入】

患者，男，65 岁。与家人在公园晨练过程中突发胸部疼痛，双手捂胸后随即倒地。现场一目击者立即呼唤、拍打其肩部，患者无反应且呼吸停止。请思考：①患者可能发生了什么危急情况？②面对此状况，现场目击者除了拨打“120”急救电话、进行院前心肺复苏外，最好还要寻找并获得什么急救设备？

【实训目的】

自动体外除颤器(automated external defibrillator，AED)，是一种便携式、易于操作、配置在公共场所、专为现场急救设计的一种除颤设备。其具有自动识别、鉴别和分析心电节律，自动充电、放电和自检功能。

通过学习本项目，学习者要掌握 AED 的正确操作方法，能在合适的时机下为患者正确实施除颤。具备爱伤观念、急救意识、爱心、责任心和人文关怀品质；具有良好的沟通能力和判断力。

【实训物品】

自动体外除颤器(图 3-2)、模拟人等。

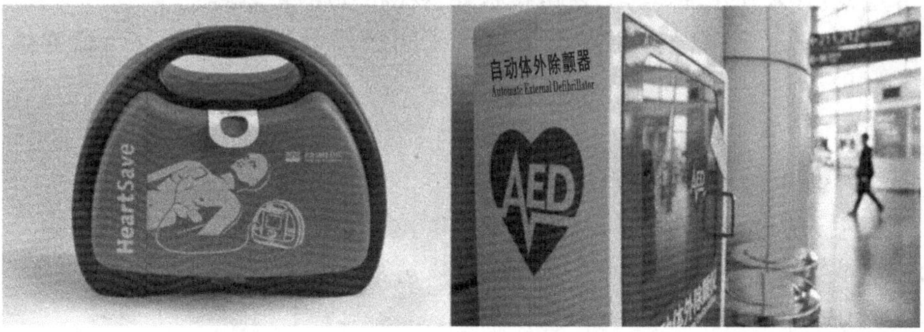

图 3-2　自动体外除颤器

【实训流程】

AED 的使用操作流程见图 3-3。

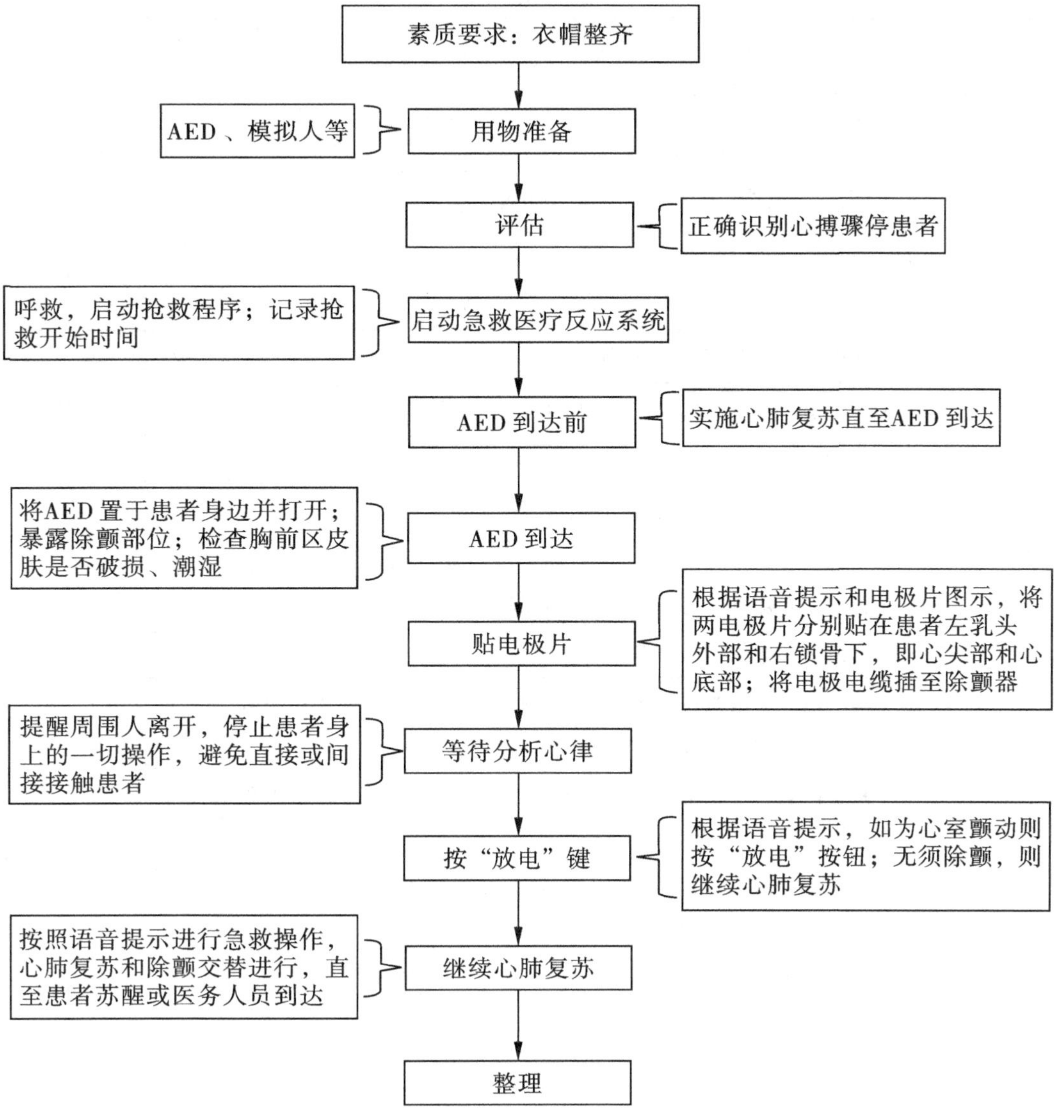

图 3-3　AED 的使用操作流程

【操作测评】

AED 的使用评分标准见表 3-2。

表 3-2　AED 的使用评分标准

项目	操作技术要求	分值	扣分	备注
操作准备（5分）	·仪表端庄、衣帽整齐	2		
	·物品备齐，放置有序	3		
操作过程（75分）	·评估患者，能正确识别心搏骤停患者	10		
	·呼救，启动抢救程序	6		
	·记录抢救开始时间	3		
	·实施心肺复苏直至 AED 到达	10		
	·AED 到达后将 AED 置于患者身边并打开	5		
	·暴露除颤部位	5		
	·检查胸前区皮肤是否破损、潮湿	5		
	·根据语音提示和电极片图示，将两电极片分别贴在患者左乳头外部和右锁骨下，即心尖部和心底部	10		
	·将电极电缆插至除颤器	5		
	·根据语音提示等待分析心律，提醒周围人离开，并停止患者身上的一切操作，避免直接或间接接触患者	6		
	·根据语音提示，如为心室颤动则按"放电"按钮；如无须除颤，则继续心肺复苏	5		
	·按照语音提示进行心肺复苏和除颤交替操作，直至患者苏醒或医务人员到达（口述）	5		
操作后（10分）	·与患者沟通，协助送医，报告操作完毕（计时结束）	5		
	·整理用物	5		
综合评价（10分）	·操作规范，动作熟练	4		
	·注意保护患者安全和职业防护	3		
	·注意人文关怀	3		
操作时间	________ min			
总分	100			
得分				

【注意事项】

1. AED 主要配置在人流量大的公共场所，普通民众经过简单培训学习即可操作。
2. AED 的两个电极须按其图示标注位置和语音提示进行粘贴。

3. AED 没有到达和开始工作前,要持续进行心肺复苏操作。

4. AED 在分析心律和放电除颤时,务必停止患者身上的一切操作,避免直接或间接接触患者。

【测一测】

下列关于 AED 的描述,正确的是(　　)

A. 必须在医疗机构内使用

B. 主要在公共场所使用

C. 必须由医护人员操作

D. 可用于心房颤动患者

E. 心搏骤停患者超过 3 min 使用无效

(周晓欢)

实训二
动脉穿刺置管及有创动脉血压监测术

【情景导入】

患者,女,36 岁。因“暴发性心肌炎”收入 ICU。患者 BP 72/52 mmHg, SpO_2 90%。计划给予 VA 模式体外膜氧合器(ECMO)辅助治疗,现给予无菌操作下留置桡动脉置管,持续有创动脉血压监测。请思考:①为什么要给予有创动脉血压监测?②穿刺置管时有哪些注意事项?

【实训目的】

动脉穿刺置管及有创动脉血压监测术,是将穿刺管直接插入动脉内,通过测压管连接换能器直接测压的监测方法,能连续、准确地提供动脉收缩压、舒张压及平均动脉压的数据,同时能绘制动脉压力曲线,可随时发现动脉压力变化。另外,通过动脉置管处还可采集标本或者进行药物输注,从而避免了频繁动脉穿刺给患者带来疼痛及血管壁损伤。

通过学习本项目,学习者要掌握动脉置管的方法及有创动脉血压监测的操作方法,了解其操作注意事项,并能为患者正确实施有创动脉血压监测。具备爱伤观念、爱心、责任心、奉献精神和人文关怀品质;具备敏锐的观察力和判断力及良好的沟通能力。

【实训物品】

治疗车、无菌棉签、动脉穿刺针、透明敷料、一次性使用有创压力监测传感器(图 3-4)、肝素钠稀释液、皮肤消毒剂、检查手套、压力袋、医用胶带、一次性治疗巾、小软垫、治疗盘、免洗手消毒液、利器盒等。

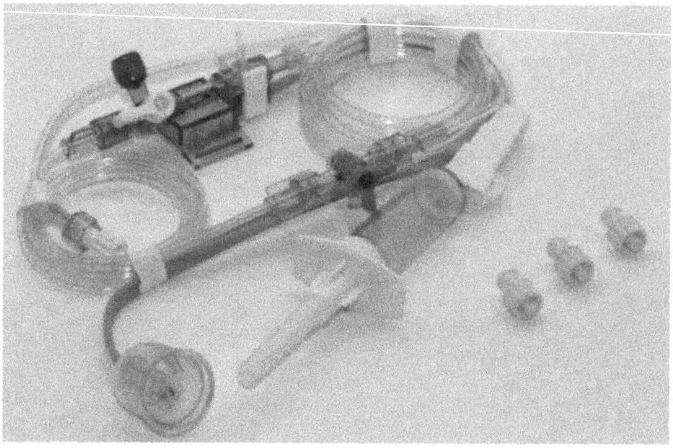

图 3-4　一次性使用有创压力监测传感器

【实训流程】

动脉穿刺置管及有创动脉血压监测术操作流程见图3–5。

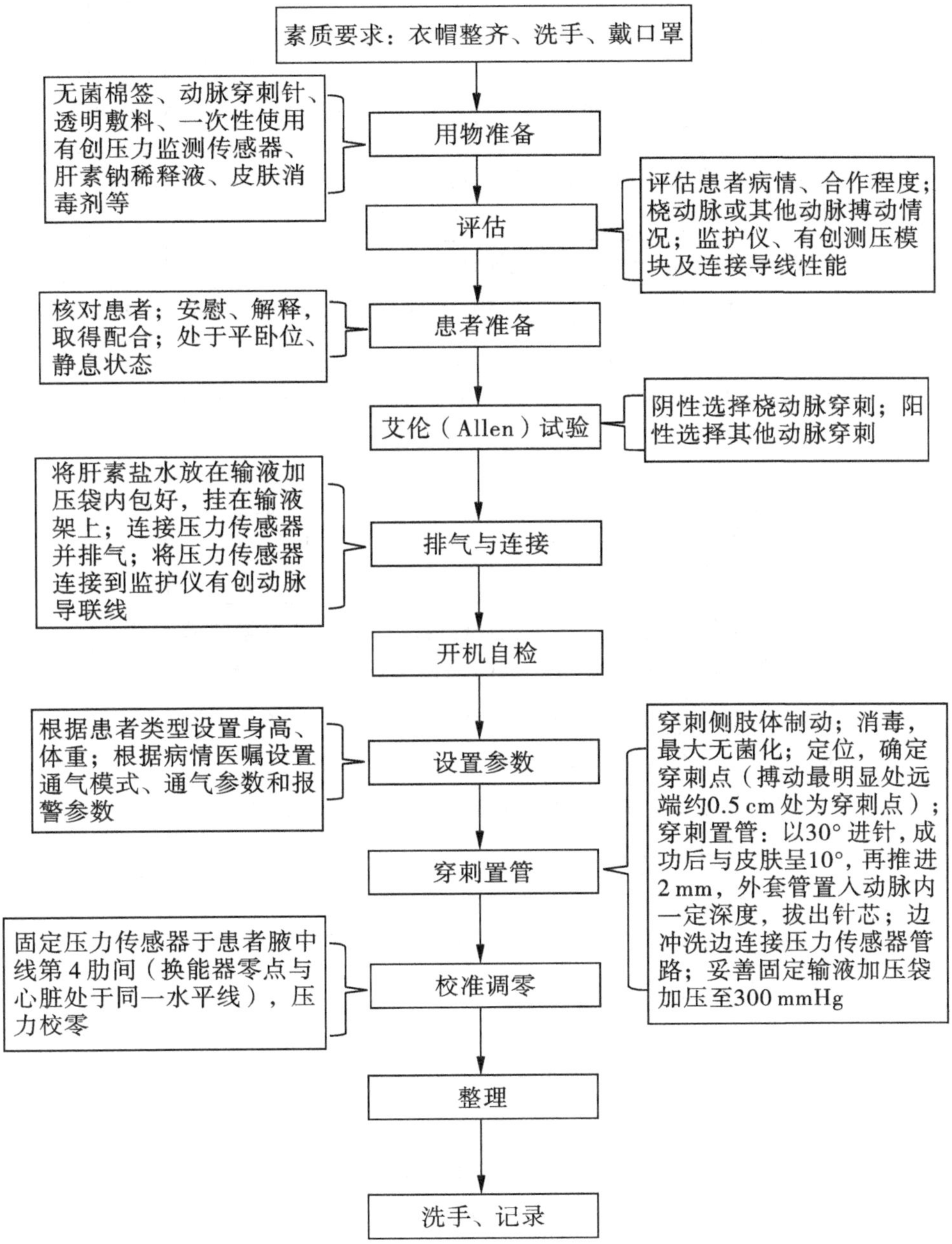

图3–5 动脉穿刺置管及有创动脉血压监测术操作流程

【操作测评】

动脉穿刺置管及有创动脉血压监测术评分标准见表3–3。

表 3-3 动脉穿刺置管及有创动脉血压监测术评分标准

项目	操作技术要求	分值	扣分	备注
操作准备（6 分）	·仪表端庄、衣帽整齐	3		
	·物品备齐，放置有序	3		
操作过程（80 分）	·核对患者	2		
	·向患者解释操作目的，讲解配合方法	2		
	·评估患者的病情、合作程度、凝血情况、穿刺部位的皮肤及动脉搏动状况	2		
	·进行艾伦（Allen）试验，结果为阴性	5		
	·检查各种物品是否在有效期内，物品外包装完好，无潮湿、破损	2		
	·将压力袋三通大气压端关闭，一只手握住压力袋，另一只手挤压充气球，检查无漏气，将压力袋三通充气球端关闭，使压力袋与大气端相通，放气	2		
	·选择接口合适的压力导线	2		
	·打开有创压力监测传感器外包装，将其取出，关闭调节阀，检查各接头连接紧密	2		
	·去除针头保护帽并弃于生活垃圾桶内，将针头插入肝素钠稀释液的瓶塞，挂于治疗车上挤压小壶液面至 1/2，松开调节阀	4		
	·手持有创压力监测传感器（带采血系统）管路末端，将压力传感器垂直倒立放置（排气方向向上），打开传感器冲洗开关	4		
	·旋转三通使各方向均排净气体，最后将液体排至管路末端	2		
	·关闭调节阀，检查管路无气泡	2		
	·压力袋充气			
	将肝素钠稀释液平整放入压力袋中	2		
	将压力袋三通大气压端关闭	2		
	手捏球囊予压力袋充气至 300 mmHg（浮标露出绿线）	2		
	再将三通压力袋端关闭	2		
	·选择穿刺部位			
	协助患者取舒适体位，充分暴露穿刺部位	2		
	穿刺部位下垫小垫，保持穿刺侧前臂、腕关节和手掌呈水平位	2		
	腕部垫小软垫使其背屈 60°	2		
	穿刺点为前臂掌侧腕关节横褶上 2 cm 左右，避开瘢痕、炎症、硬结	2		

续表 3-3

项目	操作技术要求	分值	扣分	备注
操作过程（80 分）	·消毒穿刺部位:用安尔碘棉签消毒患者皮肤 2 遍(以穿刺点为中心,上下直径 10 cm,两侧至臂缘,由内向外螺旋式消毒),待干	5		
	·第二次排气			
	手持有创压力监测传感器管路末端,打开调节阀和传感器冲洗开关,进行二次排气,消毒操作者的手指	2		
	消毒液棉签消毒操作者左手的示指和中指皮肤,擦拭范围为第 1、2 指节掌面及双侧面	5		
	·穿刺			
	打开动脉穿刺针包装取出动脉穿刺针,去除针头保护帽弃于生活垃圾桶内	2		
	右手持针,左手示指和中指按压于桡动脉两侧,示指和中指指端连线与血管走向垂直,固定动脉,在两指间桡动脉搏动最明显处,呈 30°刺入动脉	5		
	见回血后降低角度进针 0.5～1.0 mm,将穿刺针放平,左手将外套管全部推入,右手退出针芯,将针柄上的 OFF 键向针尖方向推动锁住	5		
	将退出的针芯弃于利器盒内	2		
	·连接有创压力监测传感器管路取有创压力监测传感器管路与动脉穿刺针连接旋紧,将针柄上的 OFF 键向针尾方向推动解锁,打开传感器冲洗开关,反复快速提拉冲洗开关,达到脉冲效果,冲洗有创压力监测套装导管,直至动脉导管与有创压力监测套装内的血液冲净	5		
	·用透明敷料以穿刺点为中心无张力贴紧,将管路沿拇指掌侧绕至手背处再用医用胶带固定管路,注明穿刺日期、时间	2		
操作后（6 分）	·健康教育(告知患者不可自行拔除穿刺导管或按揉穿刺点,活动时避免牵拉)	3		
	·整理用物,分类放置,报告操作完毕(计时结束)	3		
综合评价（8 分）	·观察并记录	3		
	·注意保护患者安全和职业防护	3		
	·注意人文关怀	2		
操作时间	________ min			
总分	100			
得分				

【注意事项】

1. 穿刺前应评估近端动脉搏动以证实没有血栓形成。

2. 确定穿刺部位是操作成功的关键，末梢循环不良时，应更换穿刺部位。

3. 注意无菌操作，管理好动脉通道，尽量减轻动脉损伤，经常用无菌肝素水冲洗动脉（或用无菌肝素水加压至 300 mmHg 持续冲洗），发现血凝块应抽出，不可注入。

4. 测量取血时应避免空气进入连接管路和血样；若有少许空气进入，要立即排尽。

5. 注意观察，及时发现血管痉挛、血栓、巨大血肿等并发症，一旦发现血栓形成和远端肢体缺血时，必须立即拔除测压导管，必要时可手术探查取出血凝块，挽救肢体。

【测一测】

1. 动脉穿刺进针角度为（　　）

A. 15°～30°
B. 30°～40°
C. 40°～45°
D. 60°～75°
E. 90°

2. 动脉穿刺常选部位**不包括**（　　）

A. 桡动脉
B. 足背动脉
C. 肱动脉
D. 颈动脉
E. 股动脉

3. 动脉穿刺置管时检查血运的试验是（　　）

A. 巴宾斯基（Babinski）征试验
B. 凯尔尼格（Kernig）征试验
C. Allen 试验
D. 抬腿试验
E. 压眶试验

4. 动脉穿刺置管的适应证是（　　）

A. 严重高血压、心律失常或循环不稳定的患者
B. 重大手术患者
C. 急危重症患者
D. 无法进行无创血压测量的患者
E. 以上都是

5. 动脉穿刺置管的禁忌证是（　　）

A. 穿刺部位或附近存在感染、外伤者
B. 凝血功能障碍或机体高凝状态者
C. 有出血倾向或抗凝治疗期间者
D. 合并血管疾患和脉管炎的患者
E. 以上均是

（庎　静）

实训三

中心静脉导管置入术

【情景导入】

患者,女。42 岁。因“高处坠落伤,创伤性休克”收入 ICU,立即监护治疗。BP 86/44 mmHg,SpO_2 80%,自主呼吸微弱,深昏迷。医生立即给予经口气管插管,接有创呼吸机辅助呼吸。为抢救治疗,需大量快速补液及测量中心静脉压,现给予中心静脉置管。请思考:①为什么要给予中心静脉置管? ②中心静脉置管首选什么静脉?

【实训目的】

中心静脉导管(CVC)置入术,是经锁骨下静脉、颈内静脉、股静脉穿刺置管,将导管置于上腔或下腔静脉内,可应用于急危重症患者的血流动力学监测、快速大量补液、长期静脉营养、血液净化、化学药物治疗、自体干细胞移植等。中心静脉置管可以保护患者的外周静脉,避免因输注大量的血管刺激性药物而给患者带来血管损伤,可减少反复经外周静脉穿刺输液带来的痛苦。

通过学习本项目,学习者要掌握中心静脉置管的方法,了解其操作要点,并能为患者正确实施中心静脉导管置入术。具备爱伤观念、爱心、责任心、奉献精神和人文关怀品质;具备敏锐的观察力和判断力及良好的沟通能力。

【实训物品】

中心静脉导管包(图 3-6),无菌导管穿刺包或缝合包,无菌手术衣,无菌手套(2 副),无菌纱布(1 包),2% 利多卡因(1 支),20 mL 及 5 mL 注射器(各 1 个),透明贴膜(1 个),0.9% 氯化钠注射液(100 mL),肝素(1 支),输液物品等。

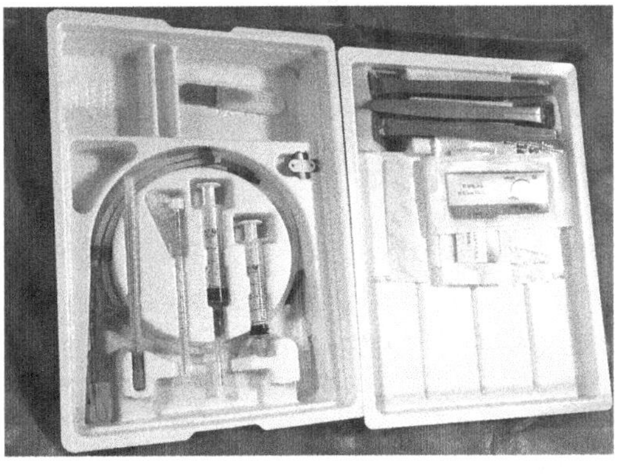

图 3-6 中心静脉导管包

【实训流程】

中心静脉导管置入术操作流程见图 3–7。

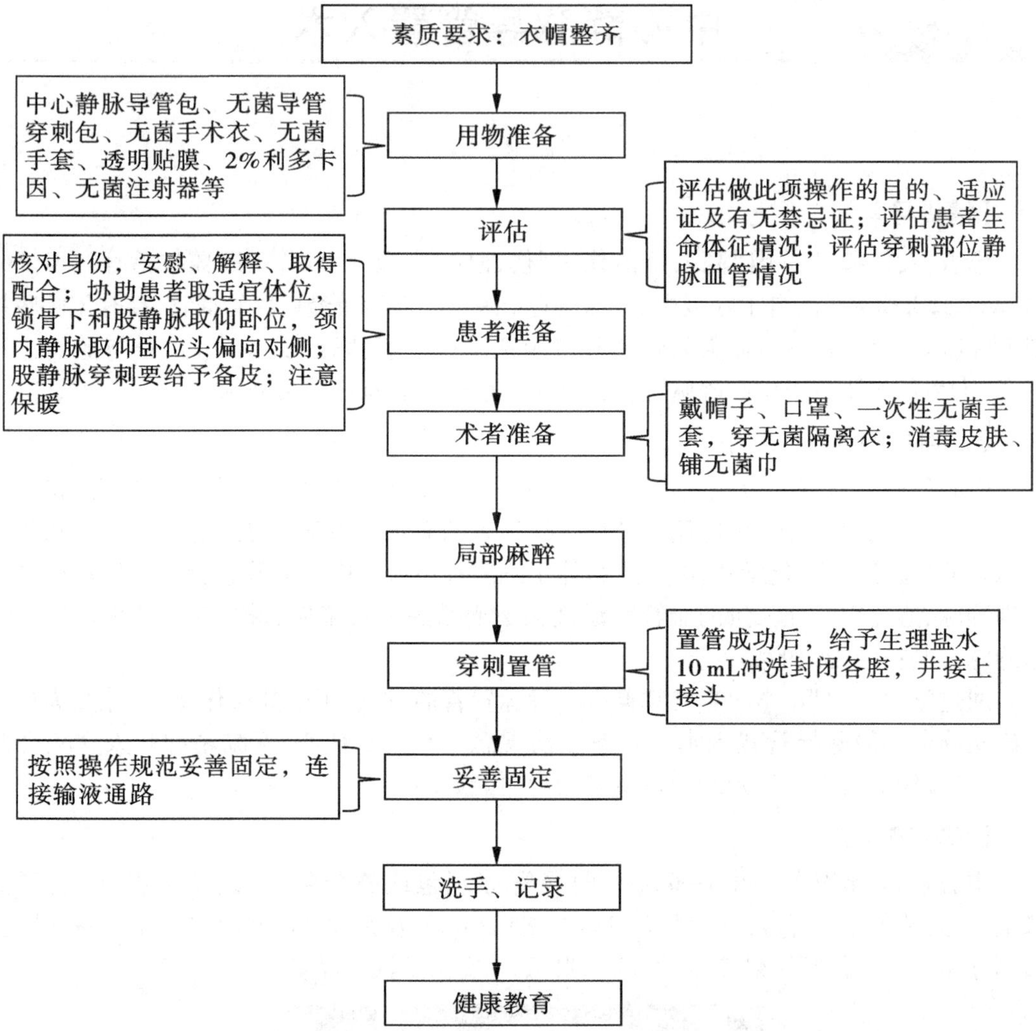

图 3–7　中心静脉导管置入术操作流程

【操作测评】

中心静脉导管置入术评分标准见表 3–4。

表 3–4　中心静脉导管置入术评分标准

项目	操作技术要求	分值	扣分	备注
操作准备（6 分）	· 仪表端庄、衣帽整齐	3		
	· 物品备齐，放置有序	3		

续表 3-4

项目	操作技术要求	分值	扣分	备注
操作过程（80 分）	·向患者解释操作目的，讲解配合方法	2		
	·评估患者的病情、合作程度、凝血情况、穿刺部位血管情况	2		
	·评估患者生命体征	2		
	·协助患者取适宜体位	2		
	·洗手、戴口罩	2		
	·建立外周静脉通路，以备抢救时给药	3		
	·戴帽子、口罩	2		
	·穿无菌隔离衣、戴一次性无菌手套	5		
	·消毒皮肤（以穿刺点为中心 15～20 cm 范围消毒两遍，待干）	5		
	·铺无菌巾，达到最大无菌化	5		
	·抽取局部麻醉药并进行局部麻醉	5		
	·检查中心静脉导管是否通畅	5		
	·用穿刺针试穿，方向和深度正确	5		
	·沿试穿点及合适的方向穿入中心静脉穿刺针，边进针边回抽，至回血	2		
	·从侧孔置入引导钢丝入中心静脉内	2		
	·退出穿刺针，保存引导钢丝在血管内	2		
	·将扩皮器套入引导钢丝扩张静脉后退出扩皮器	2		
	·将中心静脉导管套入引导钢丝后置入中心静脉内，边置入边退出引导	5		
	·置入深度 12～15 cm，应用注射器回抽血液通畅	5		
	·正确连接静脉输液	2		
	·观察患者的反应，听诊双肺呼吸音，及时发现并发症	5		
	·将中心静脉导管进血管处用缝线或思乐扣固定	5		
	·用无菌贴密闭，正确固定裸露在外导管	5		
操作后（6 分）	·健康教育	3		
	·整理用物，分类放置。报告操作完毕（计时结束）	3		
综合评价（8 分）	·观察并记录	3		
	·注意保护患者安全和职业防护	3		
	·注意人文关怀	2		
操作时间	______ min			
总分	100			
得分				

【注意事项】

1. 严格无菌操作,预防导管相关感染。

2. 记录导管置入刻度,妥善固定导管,防止脱出。

3. 保持导管通畅,如果液体滴速明显减慢,应检查导管有无打折、移动、脱出或凝血。

4. 严密观察局部情况,及时发现并发症,积极处理。

5. 穿刺点局部定期换药,可疑导管相关感染时应尽早拔出,并遵医嘱留取穿刺点分泌物行细菌培养+药敏试验。

6. 要给予有效的操作配合,严格执行医嘱、熟练掌握操作规程。

【测一测】

1. 中心静脉导管置入的指征是(　　)

A. 严重创伤、休克及急性循环功能衰竭等危重患者

B. 需长期输液或静脉抗生素治疗的

C. 需要接受大量、快速输血和补液的患者

D. 需要输注高渗或刺激性的溶液

E. 以上都是

2. 深静脉穿刺常见并发症**不包括**(　　)

A. 气胸　　B. 空气栓塞

C. 感染　　D. 出血

E. 血胸、液气胸

3. 锁骨下静脉穿刺严重并发症**不包括**(　　)

A. 误伤锁骨下动脉　　B. 气胸

C. 血胸　　D. 感染

E. 疼痛

(邝　静　任青松)

实训四

连续性血液净化技术

【情景导入】

患者，男，36 岁。因“急性重型胰腺炎、感染性休克”收入 ICU，立即监护治疗。医生在无菌操作下留置右侧锁骨下深静脉置管，快速补液。建立右股血滤置管，计划给予血液净化治疗。请思考：①实施血液净化治疗的目的是什么？②使用过程中有哪些注意事项？

【实训目的】

连续性血液净化（CBP）技术，是指利用血液净化装置通过体外循环方式，连续、缓慢清除体内代谢产物、异常血浆成分及蓄积在体内的药物或毒素，以纠正体内环境紊乱的一组治疗技术，其治疗时间≥24 h。

通过学习本项目，学习者要掌握连续性血液净化装置的使用方法，了解其操作注意事项，并能为患者正确实施连续性血液净化治疗。具备爱伤观念、爱心、责任心、奉献精神和人文关怀品质；具备敏锐的观察力和判断力及良好的沟通能力。

【实训物品】

血液净化机（图 3-8）、治疗车、无菌棉签、无菌纱布、无菌手套、无菌治疗巾、酒精棉片、20 mL 注射器（2 支）、抽有 0.9% 氯化钠注射液的 20 mL 注射器（2 支）、一次性血滤器（遵医嘱）、一次性血滤管路（图 3-9）、0.9% 氯化钠注射液（3 000 mL）、抗凝药物（遵医嘱）、皮肤消毒剂、医用胶带、治疗盘、砂轮、免洗手消毒液、利器盒等。

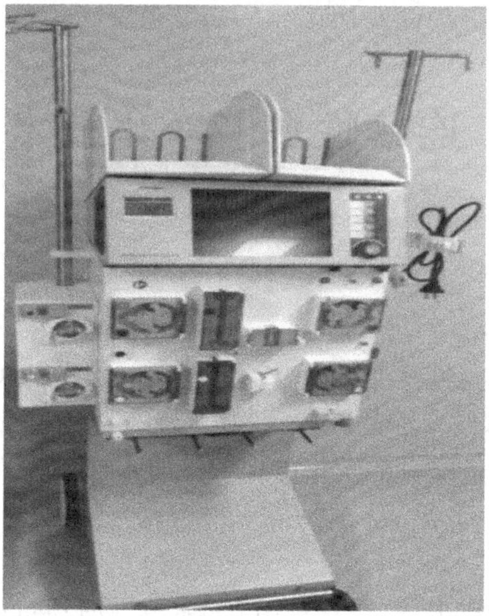

图 3-8 血液净化机

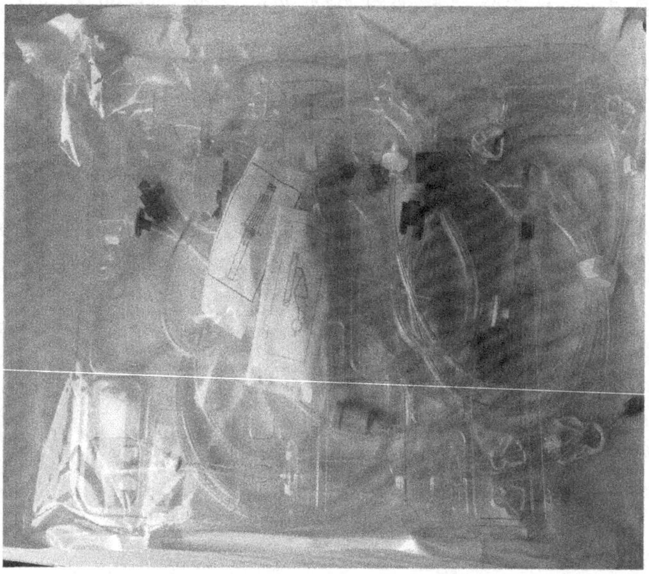

图 3-9 一次性血滤管路

【实训流程】

连续性血液净化技术操作流程见图 3-10。

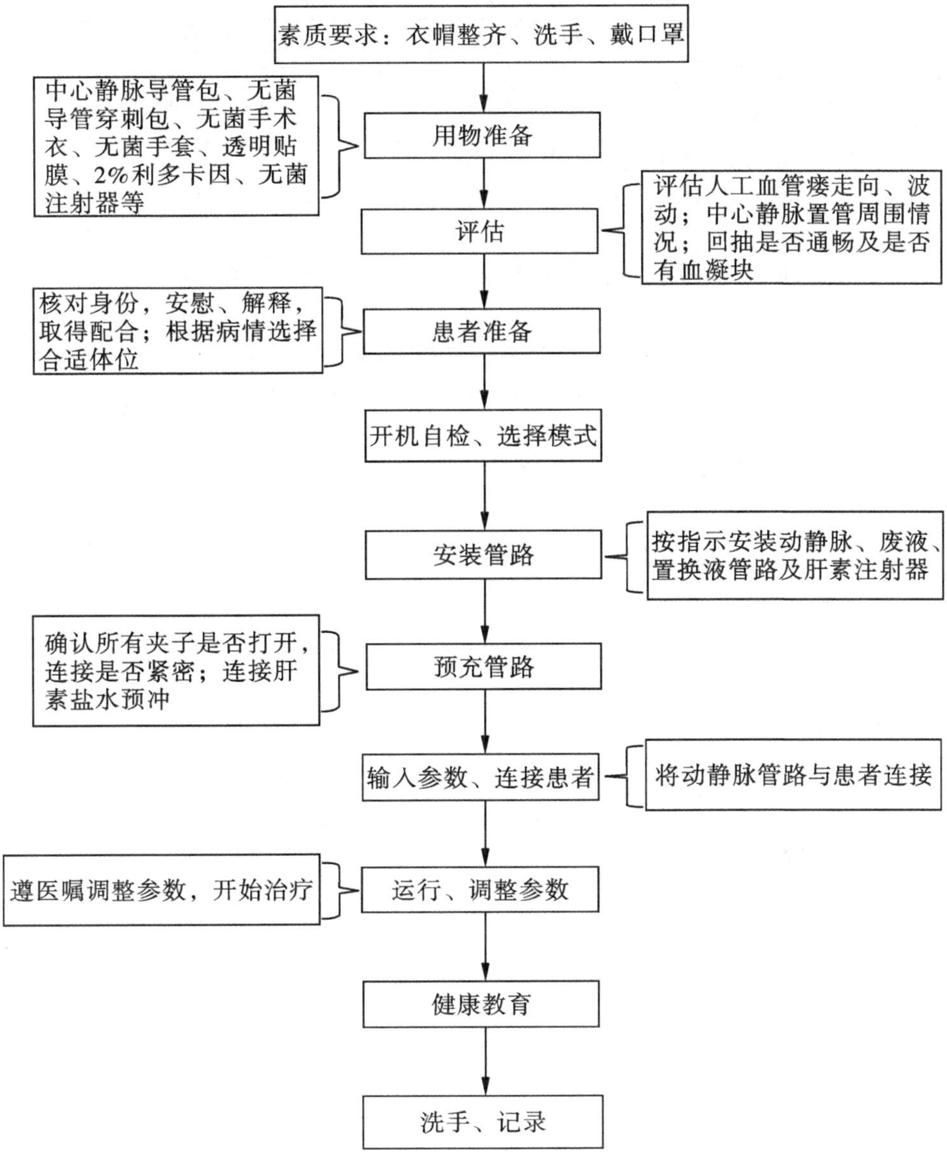

图 3-10　连续性血液净化技术操作流程

【操作测评】

连续性血液净化技术评分标准见表 3-5。

表 3-5 连续性血液净化技术评分标准

项目	操作技术要求	分值	扣分	备注
操作准备（6 分）	·仪表端庄、衣帽整齐	3		
	·物品备齐，放置有序	3		
操作过程（80 分）	·向患者解释操作目的，讲解配合方法	2		
	·评估患者的病情、合作程度、凝血情况、留置导管穿刺点情况	2		
	·评估患者生命体征	2		
	·将血液净化机推至患者床旁，放置于患者留置导管一侧；开机，血液净化机自检	2		
	·连接电源，打开电源开关，机器表面禁止放置任何物品	2		
	·机器自动逐项通过自检，自检过程中，不可触碰机器或进行任何操作	2		
	·机器自检完成后，自动进入选择治疗模式界面	2		
	·机器通过自检后方可进行操作	2		
	·选择治疗模式：遵医嘱选择治疗模式	2		
	·安装管路			
	进入管路安装界面，戴手套，按照机器的提示顺序安装管路	3		
	动脉管路（红色）→动脉泵管→动脉压力传感器→滤器前压力传感器	3		
	静脉管路（蓝色）→静脉泵管→静脉壶→空气检测装置→静脉压力传感器→夹闭装置→连接溶液收集袋挂于高处	3		
	超滤管路（黄色）→超滤泵管→红外线漏血检测→超滤压力传感器→连接废液收集袋挂于秤上	3		
	置换液管路（绿色）→置换液泵管→加温器→温度监测	3		
	安装泵管部分时按照顺时针方向，不可反转	2		
	压力传感器安装正确	2		
	所有管路接头连接紧密	2		
	打开血滤管路的所有卡夹，关闭与空气相通的夹子	2		
	滤器置于滤器支架上，动脉端（红端）向上或按照滤器血流箭头指向放置	2		
	·连接滤器			
	动脉引血管路与滤器的红端连接，静脉回血管路与滤器的静脉端（蓝端）连接或按照滤器血流箭头指向连接	2		
	脱手套，卫生手消毒	2		
	将配制好的 2 袋 3 000 mL 预充液体挂于秤上，用安尔碘棉签消毒接头，分别与动脉管路（红色）和置换液管路（绿色）连接	2		

续表 3-5

项目	操作技术要求	分值	扣分	备注
操作过程（80分）	若患者需要使用抗凝药物，在动脉管路（红色）连接配制好的抗凝药物	3		
	再次核对血滤管路的规格型号、血滤滤器的规格型号，并确认治疗模式、管路安装正确，管路连接紧密，血滤管路各卡夹打开，与空气相通的夹子关闭	3		
	启动预充模式，机器自动进行预充并完成测试	3		
	根据医嘱设定血流量、置换液速度、超滤速度、加温器温度	3		
	确认导管动脉端通畅，再次查对患者床号、姓名	2		
	戴手套，打开包裹留置导管的纱布，将无菌治疗巾垫于导管下，取2块无菌纱布备用	2		
	取下留置导管静脉端（蓝色）的注射器，用酒精棉片消毒导管动脉端接口及周围	3		
	将静脉管路（蓝色）与导管的静脉端接头（蓝色）连接紧密，打开导管夹子和静脉管路卡夹	3		
	脱手套，卫生手消毒	2		
	重新开启血泵，根据患者血压、心率，缓慢提升血流量至100～200 mL/min，当血泵正常运行2～3 min后，进入治疗状态	3		
	·观察机器运转情况	2		
	·固定管路	2		
操作后（9分）	·健康教育	3		
	·整理用物	3		
	·洗手、记录，报告操作完毕（计时结束）	3		
综合评价（5分）	·注意保护患者安全和职业防护	3		
	·注意人文关怀	2		
操作时间	________ min			
总分	100			
得分				

【注意事项】

1. 开机自检时机器表面和秤上禁止放置任何物品，自检过程中不可触碰机器或进行任何操作。

2. 安装管路时，泵管部分按照顺时针方向，不可反转；压力传感器安装正确；所有管路接头连接紧密；打开血滤管路的所有卡夹，关闭与空气相通的夹子。

3. 导管抽血血流不畅时，查找原因，禁止向导管腔推注。

4. 观察患者有无出血倾向，根据医嘱监测患者的电解质、肌酐、血尿素氮、凝血分析、尿量，若有异常及时报告医生并予以处理。

【测一测】

1. 血液净化可治疗疾病**不包括**(　　)

A. 严重贫血

B. 慢性肾衰竭

C. 严重电解质紊乱

D. 急性肾衰竭

E. 严重代谢性酸中毒

2. 对连续性血液净化治疗的描述，**不正确**的是(　　)

A. 稳定血流动力学

B. 纠正酸碱紊乱

C. 营养支持

D. 清除炎症介质，溶质清除率高

E. 无须调整抗生素的使用剂量

（邝　静　周晓欢）

实训五

体外膜肺氧合技术的护理配合

【情景导入】

患者,女,30 岁。因“鼻塞 20 余天,胸闷 2 d”入院。入院查体:T 36.2 ℃,P 59 次/min,R 18 次/min,BP 120/55 mmHg;格拉斯哥昏迷量表(GCS)E4V5M6;心率 59 次/min,心律失常,各瓣膜听诊区未闻及病理性杂音。心电图示:异位心律;室上性心动过速(不除外室性心动过速);非特异性心室内传导阻滞;$V_1 \sim V_9$ 导联 ST 段抬高。考虑“暴发性心肌炎”,转至 ICU。心电监护显示心律不稳定,间断有室速发作,病情危重,于当日紧急行 VA-ECMO 治疗。请思考:作为 ECMO 团队成员,护士该如何配合上机?

【实训目的】

体外膜氧合(ECMO),是一种对心脏或肺功能衰竭的患者,通过机械装置进行持续体外心肺功能支持的技术。其通过静脉内置管将静脉血引流到体外,经人工肺(氧合器)氧合后由人工心(动力泵)将血液经动脉或静脉回输到体内,从而让患者的心肺得以充分休息,为心肺功能的恢复和疾病的治愈争取时间。

通过学习本项目,学习者要掌握 ECMO 的上机基本流程,了解其使用注意事项,能作为团队护士正确配合。具备爱伤观念、爱心、责任心、奉献精神和人文关怀品质;具备敏锐的观察力和判断力,以及良好的沟通能力、团队协作能力。

【实训物品】

ECMO 主机(图 3-11)、手动离心泵、预充套包(图 3-12)、0.9% 氯化钠注射液、无菌管钳、微创扩张引流套件、动静脉导管、皮肤消毒液等。

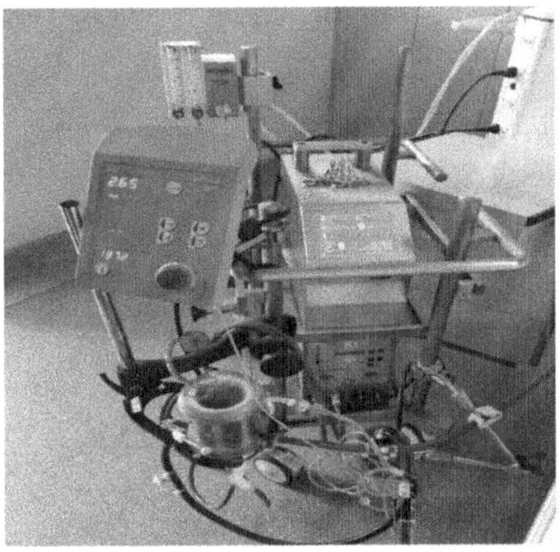

图 3-11　ECMO 主机

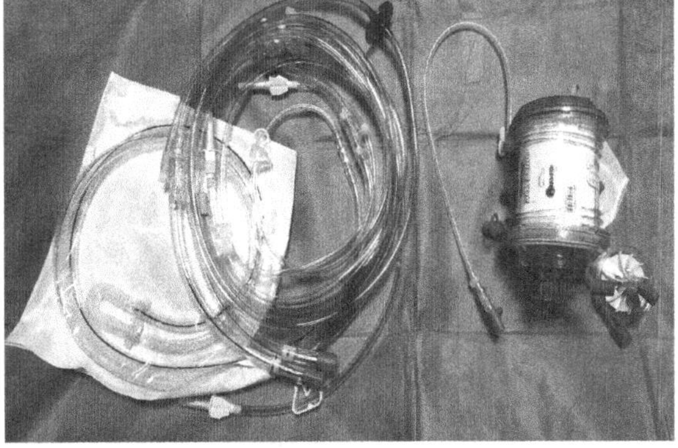

图 3-12　预充套包

【实训流程】

ECMO 上机护理配合操作流程见图 3-13。

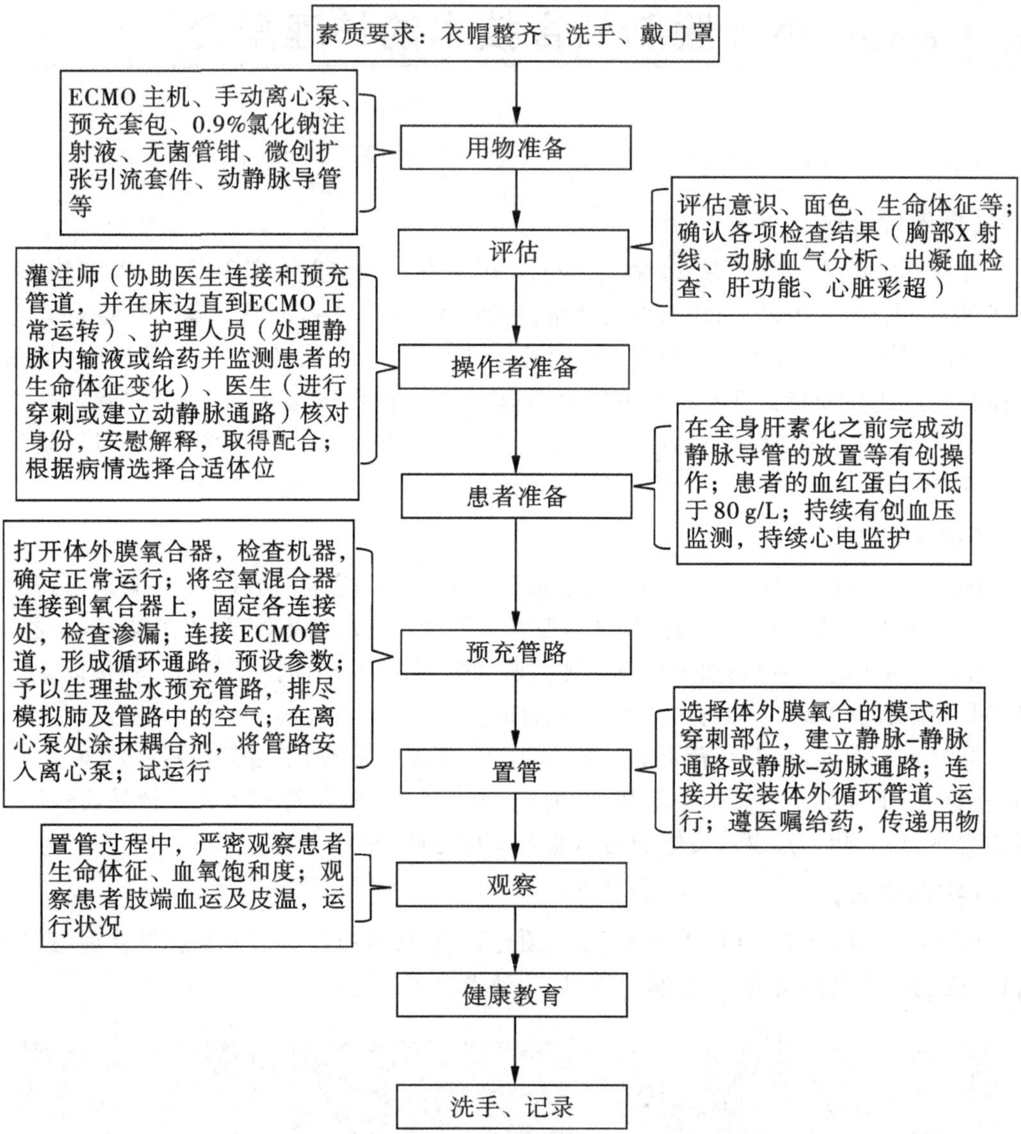

图 3-13 ECMO 上机护理配合操作流程

【操作测评】

ECMO 上机护理配合评分标准见表 3-6。

表 3-6 ECMO 上机护理配合评分标准

项目	操作技术要求	分值	扣分	备注
操作准备（6 分）	·仪表端庄、衣帽整齐	3		
	·物品备齐，放置有序	3		
操作过程（80 分）	·向患者解释操作目的，讲解配合方法	2		
	·评估患者的病情、合作程度、凝血情况等	2		
	·评估患者生命体征	2		
	·将 ECMO 仪器推至患者床旁	2		
	·连接电源，打开电源开关	2		
	·将 ECMO 仪器上的氧气管路及压缩空气管路的接头分别插于中心氧气和压缩空气的接口上	5		
	配合体外循环师预充管路，遵医嘱将肝素钠注射液加入 0.9% 氯化钠注射液 3 000 mL 中配制成预充液体挂于输液架上	5		
	·确认氧气、空氧混合器及氧合器连接紧密	3		
	·打开并连接变温水箱，遵医嘱设置温度为 36～37 ℃	2		
	·待体外循环医生确认 ECMO 仪器完好，开机自检，完成管路安装进行预充时，配合体外循环医生将导电胶涂抹在流量探头上。等待预充结束，仪器备用	10		
	·根据置管部位协助医生为患者安置体位，若为颈动脉/颈静脉置管，协助患者头偏向穿刺对侧；若为股动脉/股静脉置管协助患者术侧下肢外展，置管部位下垫小垫，卫生手消毒	5		
	·医生戴无菌手套后，按照无菌原则打开无菌器械包	5		
	·与医生共同核对局部麻醉药物，协助抽吸药液	5		
	·在医生置管过程中，协助患者保持体位并观察患者心率、心律、血压、呼吸频率、脉搏、血氧饱和度，出现异常及时报告医师并予以处理	5		
	·待医生将体外循环管路与留置导管连接开始转流后，观察仪器上显示的血流转速、血流量、氧流量、氧浓度，监测患者的心率、心律、血压、中心静脉压、呼吸、脉搏、血氧饱和度，若出现异常及时报告医生并予以处理	5		
	·待医生操作结束，协助医生用无菌敷料覆盖穿刺点后，将导管理顺妥善固定，撤除穿刺物品	5		
	·再次核对患者腕带信息	5		

续表 3-6

项目	操作技术要求	分值	扣分	备注
操作过程（80 分）	·撤除小垫弃于医疗垃圾桶内，协助患者取舒适体位，整理床单位，卫生手消毒	5		
	·观察患者病情，及时发现问题，若出现异常情况报告医生并予以处理	5		
操作后（9 分）	·健康教育	3		
	·整理用物，分类放置	3		
	·洗手、记录，报告操作完毕（计时结束）	3		
综合评价（5 分）	·注意保护患者安全和职业防护	3		
	·注意人文关怀	2		
操作时间	________ min			
总分	100			
得分				

【注意事项】

1. 开始转流后，应密切观察仪器上显示的血流转速、血流量、氧流量，患者的心率、心律、血压、中心静脉压、呼吸、脉搏、血氧饱和度，若出现异常及时报告医生并予以处理。

2. 转流过程中若出现穿刺部位出血、渗血，穿刺侧下肢皮肤发凉、颜色变白，足背动脉搏动减弱或消失，凝血功能异常、脉搏血氧饱和度下降、氧合器血浆渗漏、ECMO 监测数值出现异常，及时报告医生给予处理。

【测一测】

1. 下列疾病可用 ECMO 治疗的是（　　）

A. 肺癌　　B. 心房颤动

C. 慢性阻塞性肺疾病　　D. 先天性心脏病

E. 内科治疗无法改善的重度急性呼吸窘迫综合征

2. VA-ECMO 可辅助治疗（　　）

A. 急性心肌梗死　　B. 严重心律失常

C. 心搏骤停　　D. 暴发性心肌炎

E. 以上均可

3. ECMO 主要构件**不包括**（　　）

A. 膜肺　　B. 动力泵

C. 压力泵　　D. 动静脉导管

E. 控制系统

（庍　静　王新刚）

第四部分

创伤急救技术

实训一

止血术

【情景导入】

患者,男,32 岁。在车间工作时不慎将左手卷入机器致左手切割伤,手部出血不止,神志清楚,表情痛苦。“120”急救人员到达现场后立即实施止血术。请思考:①对该患者首选什么止血方法?②止血时的注意事项有哪些?

【实训目的】

创伤是当今社会致伤、致残、致死的主要因素之一,而创伤造成的短时间内大量出血可危及伤员生命或发生严重并发症。因此,出血是最需要急救的危重症之一,止血术是现场急救中非常重要的技术。止血的目的包括控制出血、保持有效循环血量、防止休克发生和挽救生命。常用的止血法有指压止血法、包扎止血法、止血带止血法、屈肢加垫止血法等。本部分重点介绍止血带止血法。

通过学习本项目,学习者要学会各种常用止血方法,并能对各种出血患者做出正确的判断和处置。树立“时间就是生命”的急救理念和“救死扶伤”的崇高信念;具备爱伤观念、急救意识、爱心、责任心和人文关怀品质;具有良好的沟通能力和判断力。

【实训物品】

止血带(图 4-1、图 4-2)、医用绷带、三角巾、无菌敷料、衬垫、无菌手套等。

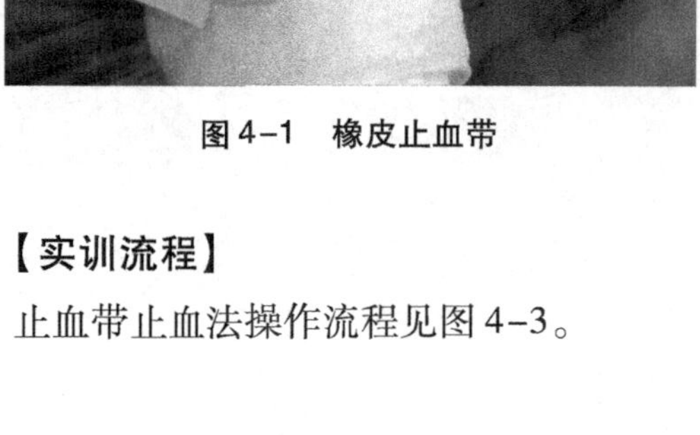

图 4-1　橡皮止血带

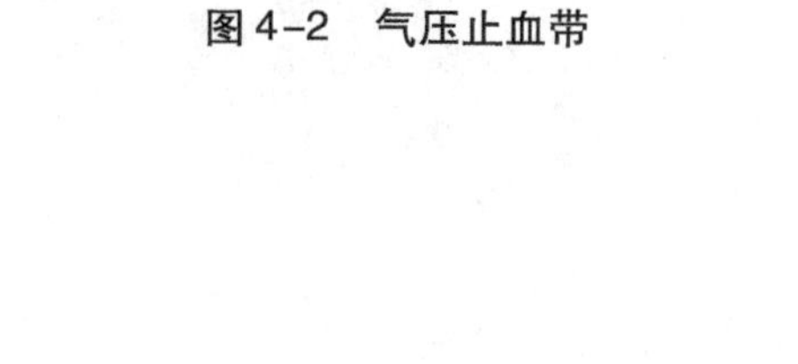

图 4-2　气压止血带

【实训流程】

止血带止血法操作流程见图 4-3。

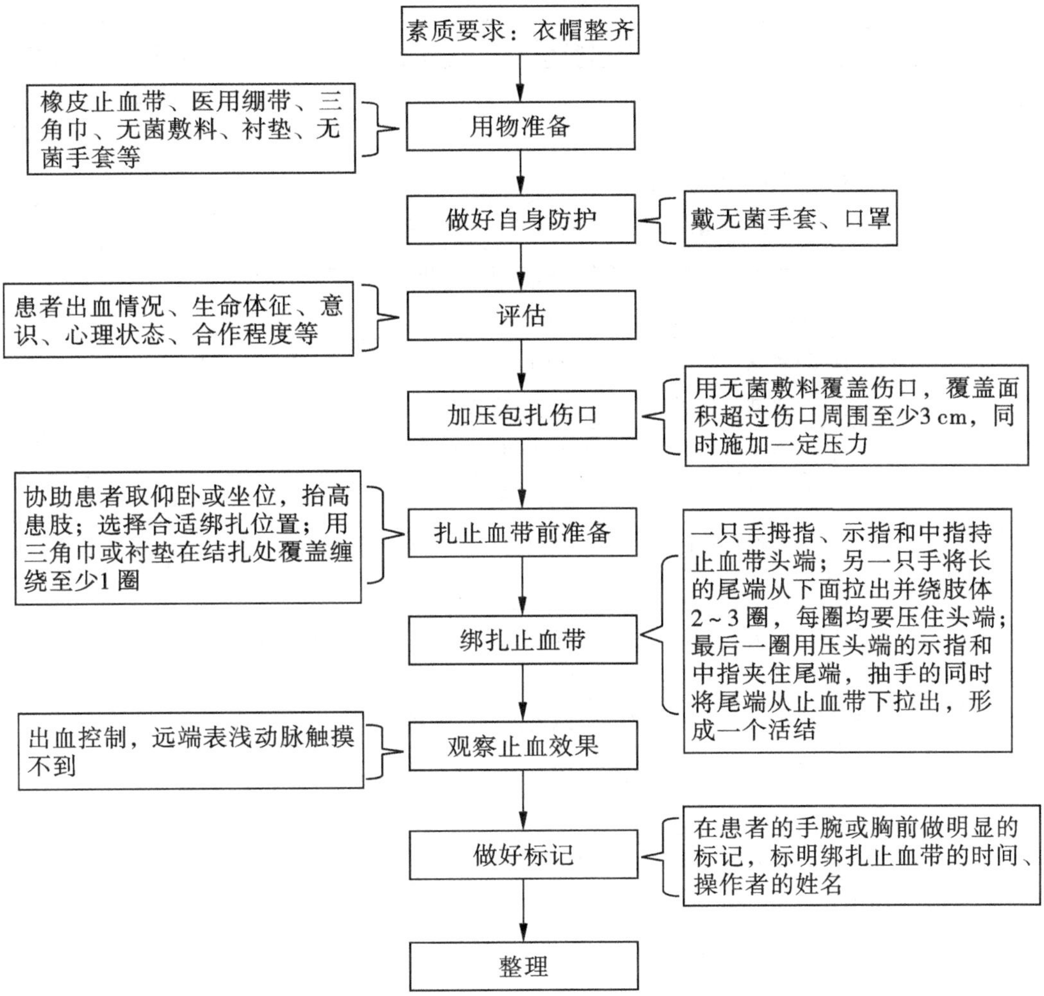

图 4-3　止血带止血法操作流程

【操作测评】

止血带止血法评分标准见表 4-1。

表 4-1　止血带止血法评分标准

项目	操作技术要求	分值	扣分	备注
操作准备 (8 分)	·仪表端庄、衣帽整齐	2		
	·物品备齐,放置有序	3		
	·做好自身防护:戴无菌手套、口罩	3		
操作过程 (72 分)	·评估患者出血情况、生命体征、意识、心理状态、合作程度等	10		
	·用无菌敷料覆盖伤口,覆盖面积超过伤口周围至少 3 cm,同时施加一定压力	8		
	·协助患者取仰卧或坐位,抬高患肢	5		
	·选择合适绑扎位置(靠近伤口的近心端)	3		
	·用三角巾或衬垫在结扎处覆盖缠绕至少 1 圈	8		
	·一只手拇指、示指和中指持止血带头端	6		
	·另一只手将长的尾端从下面拉出并绕肢体 2 ~ 3 圈,每圈均要压住头端	10		
	·最后一圈用压头端的示指和中指夹住尾端,抽手的同时将尾端从止血带下拉出,形成一个活结	10		
	·观察止血效果:出血控制,远端表浅动脉触摸不到	6		
	·在患者的手腕或胸前做明显的标记,注明绑扎止血带的时间、操作者姓名	6		
操作后 (10 分)	·做好心理护理,协助送医;报告操作完毕(计时结束)	5		
	·整理用物	5		
综合评价 (10 分)	·操作规范,动作熟练	4		
	·注意保护患者安全和职业防护	3		
	·注意人文关怀	3		
操作时间	________ min			
总分	100			
得分				

【注意事项】

1. 止血带止血法一般只适用于四肢大出血,且采用加压包扎等其他止血法不能有效控制出血时。如使用不当会造成更严重的出血或神经、软组织、肌肉的损伤。

2. 最好选择能显示压力的充气式止血带,如没有医用止血带,可采用布带、三角巾等替代,但不可用铁丝、细绳、电线等。

3. 止血带绑扎的松紧度要适宜,以出血停止、远端摸不到动脉搏动的最松状态为宜。可显示压力的止血带一般选择压力标准为上肢 250 ~ 300 mmHg,下肢 300 ~ 500 mmHg。

4. 扎止血带的位置应选择在伤口的近心端且靠近伤口处，不再强调“标准位置”（以往认为上肢出血应扎在上臂的上1/3处，下肢应扎在大腿的中上部），也不受前臂和小腿“成对骨骼”的限制。

5. 扎止血带后要在患者手腕或胸前做明显标记，注明止血带使用的时间（24 h制），以便后续医护人员继续处理。

6. 扎止血带的总时间一般不应超过5 h，且在使用过程中每隔0.5～1.0 h放松一次，每次放松2～3 min，放松期间需用其他方法临时止血。松解止血带前，一定要做好抗休克和止血用器材的准备。

【测一测】

1. 在现场急救中可用作止血术的物品有（　　）

A. 领带、纱布、三角巾　　B. 医用绷带、毛巾、铁丝

C. 纱布、电线、衣服　　D. 创口贴、领带、细绳

E. 三角巾、手绢、钢丝

2. 患者，男，35岁。车祸致左小腿伤口出血不止，呈喷射状，加压包扎后不能止血。该患者在现场应首选的止血方式是（　　）

A. 指压止血法　　B. 屈肢加垫止血法

C. 填塞止血法　　D. 直接压迫止血法

E. 止血带止血法

（周晓欢）

实训二

包扎术

【情景导入】

患者，女，40 岁。干家务时不慎将左下肢膝关节皮肤擦伤，伤口长约 4 cm，少量渗血，疼痛明显，行走困难。请思考：①对该患者应如何进行现场处置？②最好选用什么包扎材料？用什么包扎方法？

【实训目的】

伤口是细菌入侵的门户，体表各部位的伤口，除需采用暴露疗法者（如厌氧菌感染、犬咬伤等），一般均需对伤口进行包扎。包扎的目的：保护伤口，防止伤口进一步污染；固定敷料和骨折位置；压迫止血、减轻疼痛；保护内脏和血管、神经、肌腱等重要解剖结构；有利于转运和进一步治疗等。常用的包扎方法有绷带包扎术、三角巾包扎术、尼龙网套包扎术、胸带包扎术、腹带包扎术等。本部分重点介绍绷带包扎术和三角巾包扎术。

通过学习本项目，学习者要学会各种常用包扎方法，并能对患者各部位伤口进行正确包扎和处置。树立“急救优先”理念和“救死扶伤”的崇高信念；具备爱伤观念、急救意识、爱心、责任心和人文关怀品质；具有良好的沟通能力和判断力。

【实训物品】

医用绷带（图 4–4、图 4–5）、三角巾、无菌敷料、夹子或别针等。

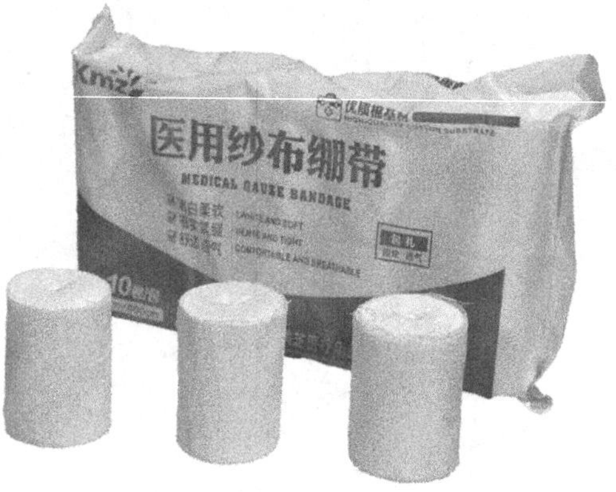

图 4–4　医用纱布绷带

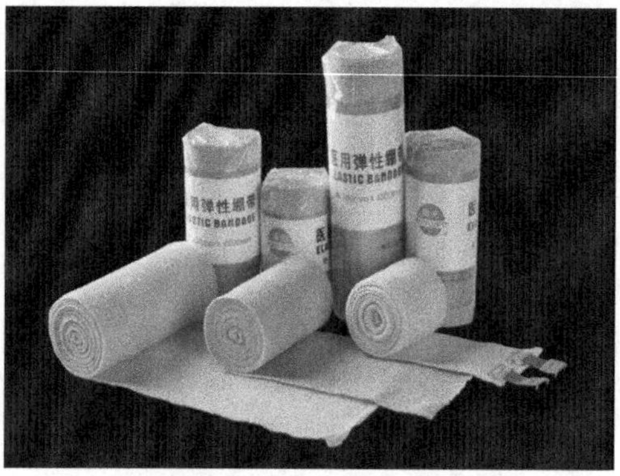

图 4–5　医用弹性绷带

【实训流程】

绷带包扎术操作流程见图 4–6。三角巾包扎术操作流程见图 4–7。

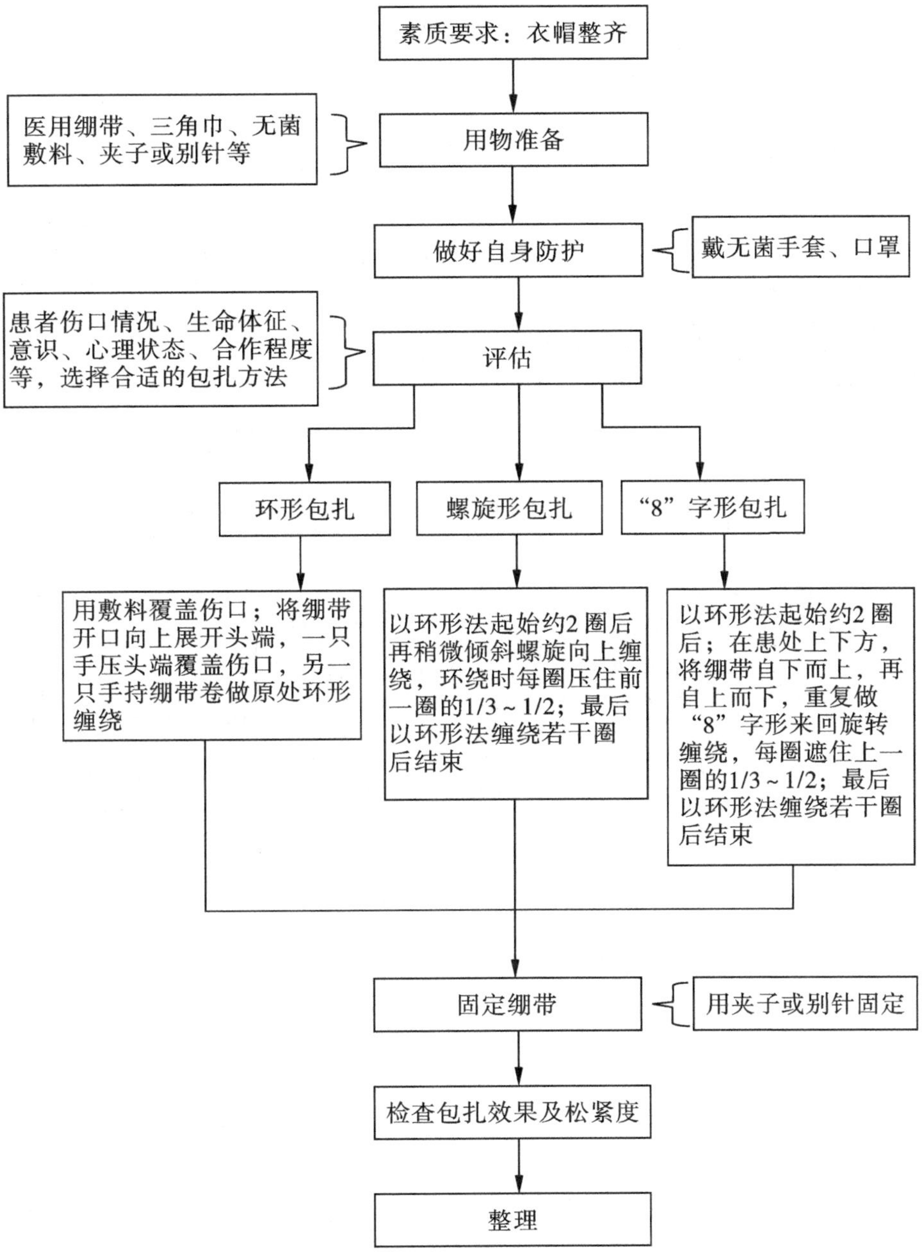

图 4-6　绷带包扎术操作流程

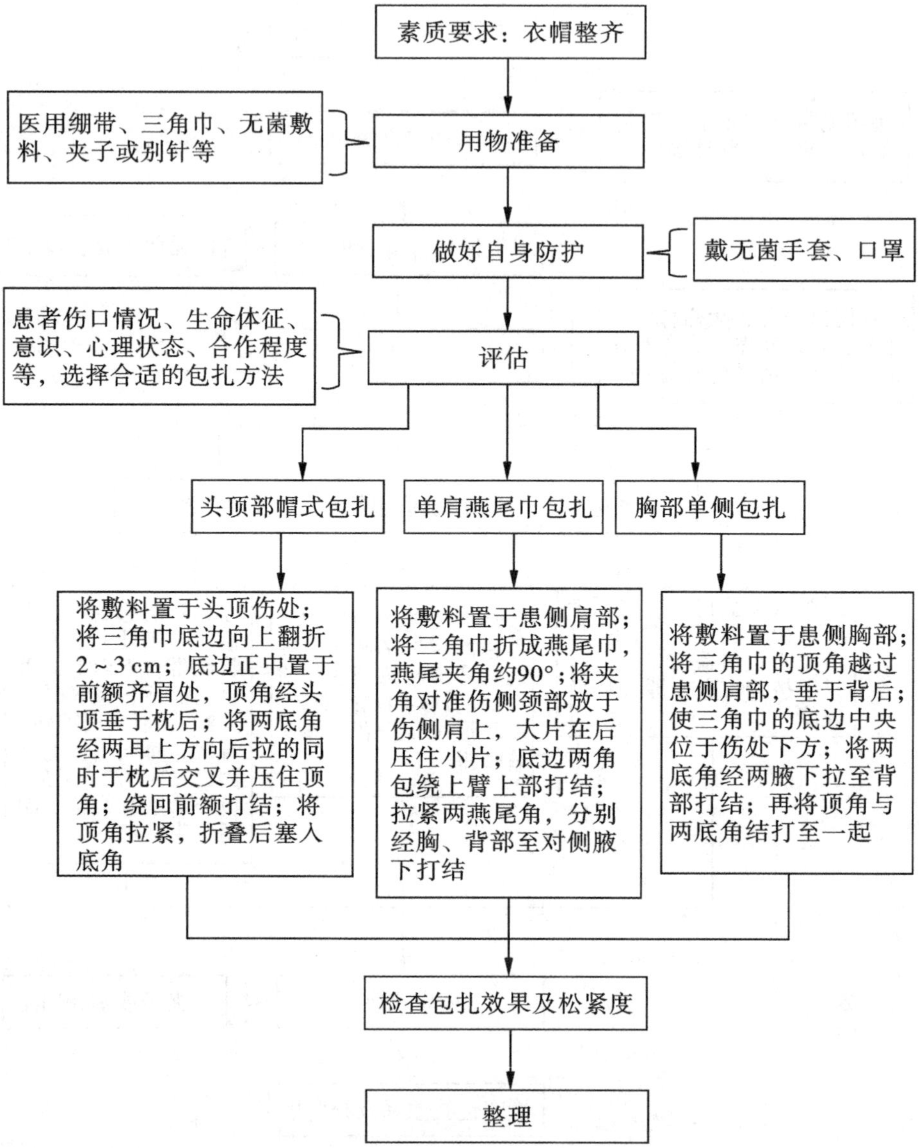

图 4-7　三角巾包扎术操作流程

【操作测评】

绷带包扎术（“8”字形包扎）评分标准见表 4-2。三角巾包扎术（头顶部帽式包扎）评分标准见表 4-3。

表 4–2 绷带包扎术评分标准（“8”字形包扎）

项目	操作技术要求	分值	扣分	备注
操作准备（10 分）	· 仪表端庄、衣帽整齐	2		
	· 物品备齐，放置有序	3		
	· 观察并报告环境安全	2		
	· 做好自身防护：戴无菌手套、口罩	3		
操作过程（70 分）	· 评估患者意识、心理状态、合作程度、伤口情况、生命体征等	10		
	· 协助患者取合适体位，抬高患肢	7		
	· 用无菌敷料覆盖伤口，覆盖面积超过伤口周围至少 3 cm	7		
	· 将绷带开口向上展开头端，一只手压头端覆盖伤口，另一只手持绷带卷做原处环形缠绕 2 圈左右	10		
	· 在患处上下方，将绷带自下而上，再自上而下，重复做“8”字形来回旋转缠绕，每圈遮住上一圈的 1/3 ~ 1/2	12		
	· 最后以环形法缠绕若干圈后结束	10		
	· 用夹子或别针固定	6		
	· 检查包扎效果及松紧度	8		
操作后（10 分）	· 做好心理护理，报告操作完毕（计时结束）	5		
	· 整理用物	5		
综合评价（10 分）	· 操作规范，动作熟练	4		
	· 注意保护患者安全和职业防护	3		
	· 注意人文关怀	3		
操作时间	________ min			
总分	100			
得分				

表 4–3 三角巾包扎术评分标准（头顶部帽式包扎）

项目	操作技术要求	分值	扣分	备注
操作准备（10 分）	· 仪表端庄、衣帽整齐	2		
	· 物品备齐，放置有序	3		
	· 观察并报告环境安全	2		
	· 做好自身防护：戴无菌手套、口罩	3		

续表 4-3

项目	操作技术要求	分值	扣分	备注
操作过程（70 分）	·评估患者意识、心理状态、合作程度、伤口情况、生命体征等	10		
	·协助患者取合适体位	5		
	·用无菌敷料覆盖头顶伤口，覆盖面积超过伤口周围至少 3 cm	8		
	·将三角巾底边向上翻折 2 层，宽 2 ~ 3 cm	8		
	·底边正中置于前额齐眉处，顶角经头顶垂于枕后	8		
	·三角巾两底角经两耳上方，拉向枕后	8		
	·两底角边于枕后交叉，压住顶角，再绕到前额健侧齐眉处打结，固定底边	8		
	·拉紧顶角使压迫伤口敷料，将三角巾顶角上翻塞入底角交叉处固定	7		
	·检查包扎效果及松紧度	8		
操作后（10 分）	·做好心理护理，报告操作完毕（计时结束）	5		
	·整理用物	5		
综合评价（10 分）	·操作规范，动作熟练	4		
	·注意保护患者安全和职业防护	3		
	·注意人文关怀	3		
操作时间	________ min			
总分	100			
得分				

【注意事项】

1. 包扎前应先对伤口进行检查和简单的处理。如有大而易取的异物，可酌情取出；深而小又不易取出的异物切勿勉强取出，以免把细菌带入伤口或增加出血。如果有刺入体腔或血管附近的异物，切不可轻率地拔出，可行简单固定，以免引起大出血等危险。

2. 包扎材料的选择要适宜。纱布绷带有利于伤口渗出液的吸收，医用弹性绷带适用于关节部位损伤的包扎；三角巾可根据不同部位的需要折成带状（顶角折向底边中央，可折成三横指或四横指宽窄）、燕尾式（两底角对折并错开，形成夹角）、蝴蝶式（2 块三角巾顶角打结在一起）。

3. 包扎既要牢固又要松紧适宜，以不影响远端血运为宜。皮肤褶皱处与骨隆突处要用棉垫或纱布做衬垫，并在包扎时保持伤肢的功能位。

4. 绷带包扎时要注意缠绕方向为从远心端向近心端，有助于静脉血液回流。

5. 打结位置要适当，应打在肢体的外侧面，严禁在伤口、骨隆突处和易于受压的部位打结。

【测一测】

1. 在受伤现场对踝部损伤的伤员进行包扎时，最好选用（　　）

A. 四头带　　B. 自粘绷带

C. 纱布绷带　　D. 弹性绷带

E. 石膏绷带

2. 关于创伤伤口包扎的描述，正确的是（　　）

A. 松紧度宁紧勿松　　B. 从远心端到近心端

C. 打结应打在肢体内侧　　D. 可在伤口处打结

E. 包扎伤口前要常规先用水冲洗伤口

（周晓欢）

实训三

固定术

【情景导入】

患者,女,65岁。因雪天行走时不慎滑倒在地,当即感到右大腿疼痛难忍,不能行走。急救人员到达现场,查体:患者神志清楚,右大腿肿胀、畸形,压痛明显且活动受限,无开放性损伤。初步诊断:右股骨骨折。请思考:①可以不做任何处置立即送医吗?②应该如何进行现场处置?

【实训目的】

骨折是指骨的完整性或连续性中断。固定术主要用于骨折或怀疑骨折的伤员。及时、准确、有效的固定可以减少骨折部位活动,减轻疼痛,避免血管、神经、骨骼及软组织的进一步损伤,预防休克,为伤员的进一步搬运提供有利条件。常用的固定材料有各式夹板、石膏绷带、颈托、脊柱板、各式固定带等。四肢骨折的固定最好选用夹板,现场急救也可因地制宜,使用木棒、竹板、报纸卷、厚纸板、健侧肢体等代替。本部分重点介绍股骨骨折的固定方法。

通过学习本项目,学习者要学会股骨骨折的固定方法,并能对股骨骨折患者进行正确的固定处置。树立"急救优先"的理念和"救死扶伤"的崇高信念;具备爱伤观念、急救意识、爱心、责任心和人文关怀品质;具有良好的沟通能力和判断力。

【实训物品】

各式夹板(图4-8、图4-9)、三角巾、衬垫等。

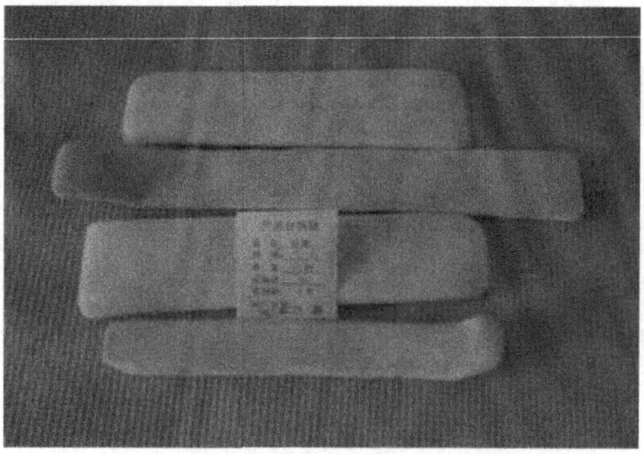

图4-8 木质夹板

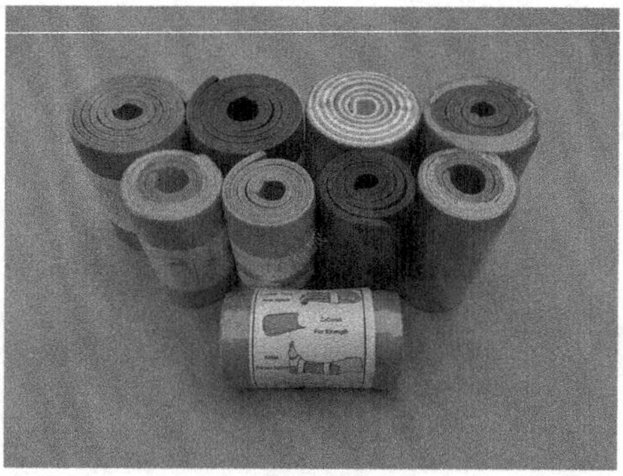

图4-9 卷式夹板

【实训流程】

股骨骨折固定术操作流程见图4-10。

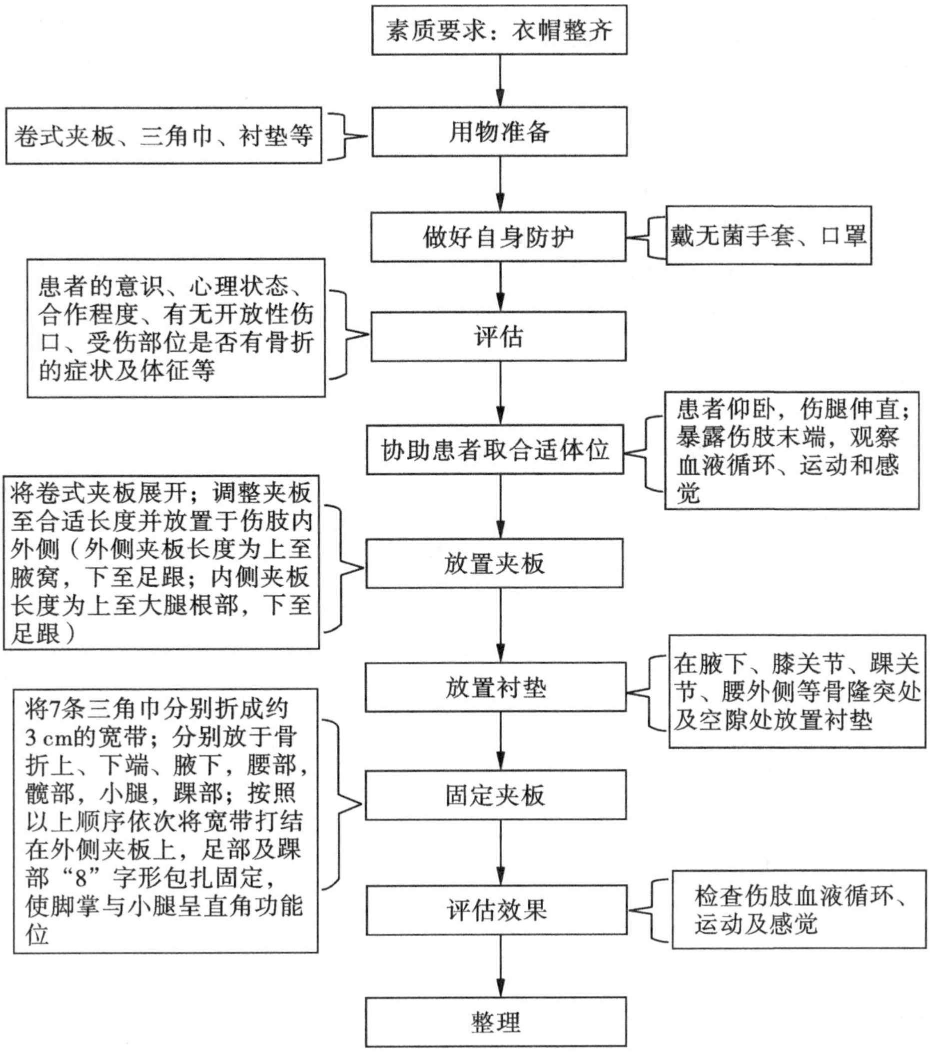

图4-10　股骨骨折固定术操作流程

【操作测评】

股骨骨折固定术评分标准见表4-4。

表4-4　股骨骨折固定术评分标准

项目	操作技术要求	分值	扣分	备注
操作准备（8分）	·仪表端庄、衣帽整齐	2		
	·物品备齐，放置有序	3		
	·做好自身防护：戴无菌手套、口罩	3		

续表 4-4

项目	操作技术要求	分值	扣分	备注
操作过程（72 分）	·评估患者的意识、心理状态、合作程度、有无开放性伤口、受伤部位是否有骨折的症状及体征等	10		
	·协助患者仰卧，伤腿伸直	6		
	·将卷式夹板展开	8		
	·调整夹板至合适长度并放置于伤肢内外侧（外侧夹板长度为上至腋窝，下至足跟；内侧夹板长度为上至大腿根部，下至足跟）	10		
	·在腋下、膝关节、踝关节、腰外侧等骨隆突处及空隙处放置衬垫	10		
	·将 7 条三角巾分别折成约 3 cm 的宽带	8		
	·分别放于骨折上、下端，腋下，腰部，髋部，小腿，踝部	6		
	·按照以上顺序依次将宽带打结在外侧夹板上，足部及踝部“8”字形包扎固定，使脚掌与小腿呈直角功能位	8		
	·检查伤肢血液循环、运动及感觉	6		
操作后（10 分）	·做好心理护理，协助送医；报告操作完毕（计时结束）	5		
	·整理用物	5		
综合评价（10 分）	·操作规范，动作熟练	4		
	·注意保护患者安全和职业防护	3		
	·注意人文关怀	3		
操作时间	________ min			
总分	100			
得分				

【注意事项】

1. 如有伤口和出血，应先包扎和止血，再行骨折固定术；开放性骨折，禁冲水，不随便涂药液，露出的骨折断端未经清创处理严禁回纳。

2. 根据骨折肢体选择合适的夹板。下肢骨折夹板的长度须超过骨折上下两个关节，即“超关节固定”原则。

3. 夹板不可直接接触皮肤，其间要加衬垫，尤其在夹板两端、骨隆突处和悬空部位应加厚垫。

4. 固定的松紧度要适宜，既要牢固可靠，又不能影响血液循环。四肢固定时要将指（趾）端外露，以便观察末梢血液循环情况。

5. 固定后也应尽量减少不必要的活动和搬动。

【测一测】

1. 关于骨折固定术的描述正确的是(　　)

A. 发现有露出的骨折断端应立即回纳

B. 为使固定牢靠,固定时要尽可能紧一些

C. 为保护患肢,固定后尽量避免不必要的活动

D. 夹板固定应遵循超关节原则,故夹板越长越好

E. 使用自带衬垫的夹板时,骨隆突和悬空处可以不加衬垫

2. **不属于**骨折固定术目的的是(　　)

A. 止血　　B. 预防休克

C. 减轻疼痛　　D. 有利于搬运

E. 减少并发症

(周晓欢)

实训四

搬运术

【情景导入】

患者,男,45 岁。工地作业时从 2 m 处不慎坠落。急救人员到达现场后查体:患者神志清楚,颈部、胸部压痛明显,无可见伤口。请思考:①如何把该患者从事发现场转至救护车上? ②搬运过程中需注意什么?

【实训目的】

创伤急救术中的搬运是指将伤员脱离事故现场,转移到担架、救护车等运输工具的过程。其目的是使伤员迅速、安全地脱离危险环境,防止再次损伤和病情加重,使伤员尽早获得专业的救护,最大程度地挽救生命、减少伤残。现场常用搬运法有徒手搬运(单人拖行法、单人抱持法、单人背负法、单人爬行法、双人椅拖式、双人平抬法、多人搬运术等)、担架搬运(铲式担架、脊柱板、帆布担架等)。本部分重点介绍脊柱骨折时的四人搬运术。

通过学习本项目,学习者要学会脊柱损伤患者的搬运方法,并能四人配合对脊柱损伤患者进行正确的搬运。树立“急救优先”理念和“救死扶伤”的崇高信念;具备爱伤观念、急救意识、爱心、责任心和人文关怀品质;具有良好的沟通能力、判断力和团队协作能力。

【实训物品】

脊柱板(含固定带,图 4-11)、颈托、头部固定器(图 4-12)、衬垫等。

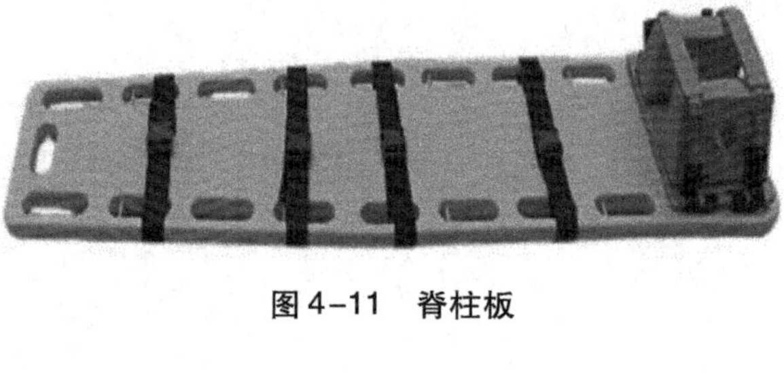

图 4-11 脊柱板

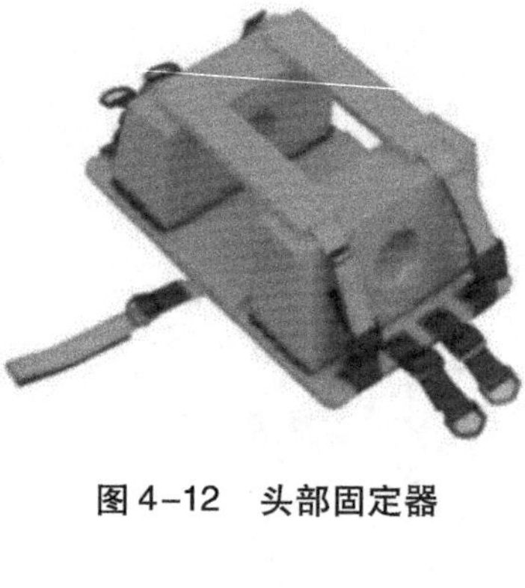

图 4-12 头部固定器

【实训流程】

脊柱骨折四人搬运术操作流程见图 4-13。

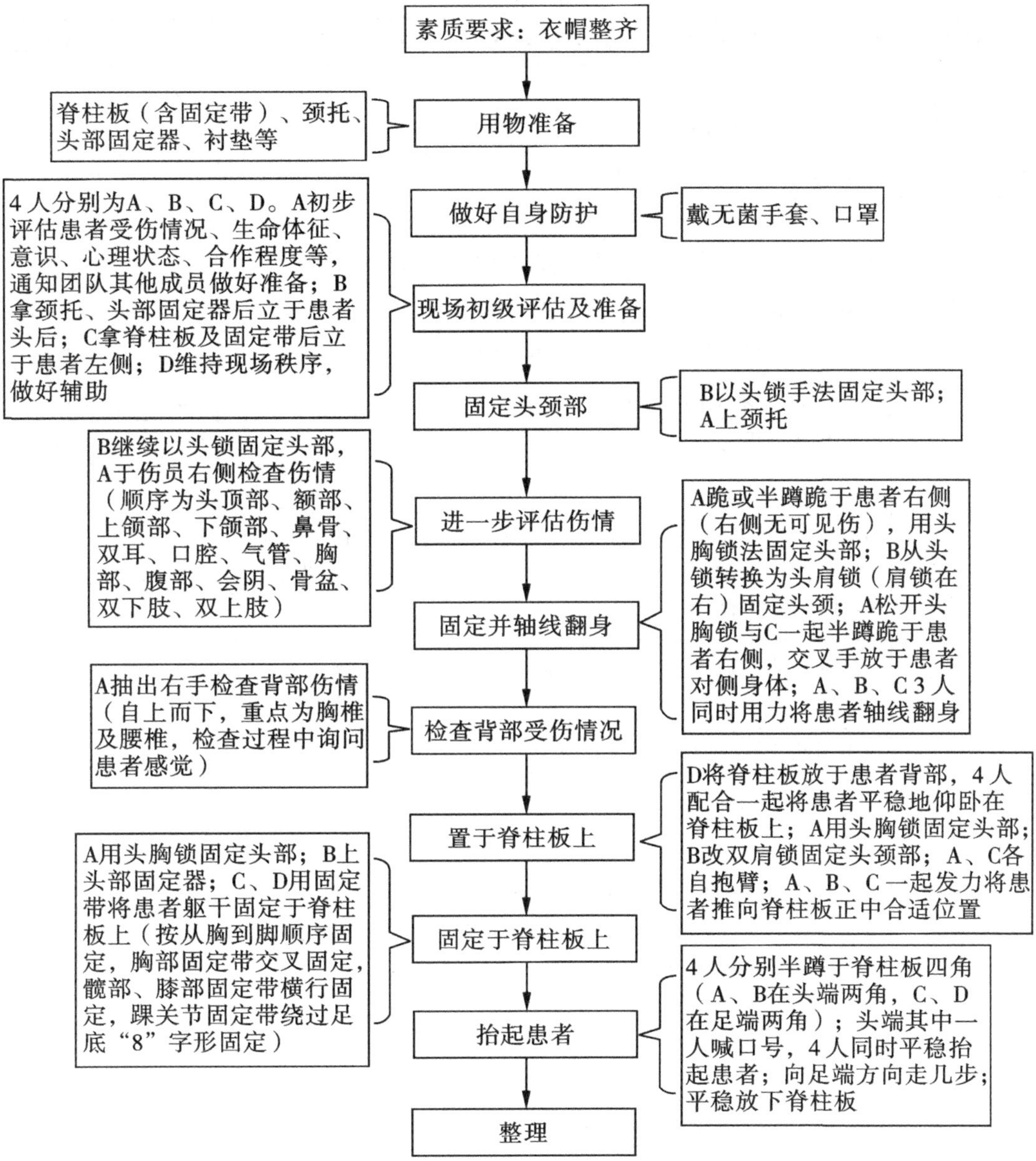

图4-13　脊柱骨折四人搬运术操作流程

【操作测评】

脊柱骨折四人搬运术评分标准见表4-5。

表4-5 脊柱骨折四人搬运术评分标准

项目	操作技术要求	分值	扣分	备注
操作准备（8分）	·仪表端庄、衣帽整齐	2		
	·物品备齐，放置有序	3		
	·做好自身防护：戴无菌手套、口罩	3		
操作过程（77分）	·4人分别为A、B、C、D。A初步评估患者受伤情况、生命体征、意识、心理状态、合作程度等，通知团队其他成员做好准备	6		
	·B拿颈托、头部固定器后立于患者头后	2		
	·C拿脊柱板及固定带后立于患者左侧	2		
	·D维持现场秩序，做好辅助	2		
	·B以头锁手法固定头部	3		
	·A上颈托	3		
	·B继续以头锁固定头部，A于伤员右侧检查伤情（顺序为头顶部、额部、上颌部、下颌部、鼻骨、双耳、口腔、气管、胸部、腹部、会阴、骨盆、双下肢、双上肢）	3		
	·A跪或半蹲跪于患者右侧（右侧无可见伤），用头胸锁法固定头部	3		
	·B从头锁转换为头肩锁（肩锁在右）固定头颈	3		
	·A松开头胸锁与C一起半蹲跪于患者右侧，交叉手放于患者对侧身体	3		
	·A、B、C 3人同时用力将患者轴线翻身	6		
	·A抽出右手检查背部伤情（自上而下，重点为胸椎及腰椎，检查过程中询问患者感觉）	5		
	·D将脊柱板放于患者背部，4人配合一起将患者平稳地仰卧在脊柱板上	5		
	·A用头胸锁固定头部	3		
	·B改双肩锁固定头颈部	3		
	·A、C各自抱臂	2		
	·A、B、C一起发力将患者推向脊柱板正中合适位置	3		
	·A用头胸锁固定头部	3		
	·B上头部固定器	3		
	·C、D用固定带将患者躯干固定于脊柱板上（按从胸到脚顺序固定，胸部固定带交叉固定，髋部、膝部固定带横行固定，踝关节固定带绕过足底“8”字形固定）	5		

续表 4-5

项目	操作技术要求	分值	扣分	备注
操作过程（77 分）	·4 人分别半蹲于脊柱板四角（A、B 在头端两角，C、D 在足端两角）	2		
	·头端其中一人喊口号，四人同时平稳抬起患者	3		
	·向足端方向走几步	2		
	·平稳放下脊柱板；报告操作完毕（计时结束）	2		
操作后（5 分）	·做好心理护理，协助送医	2		
	·整理用物	3		
综合评价（10 分）	·操作规范，动作熟练	3		
	·注意保护患者安全和职业防护	2		
	·注意人文关怀	2		
	·团队配合默契	3		
操作时间	________ min			
总分	100			
得分				

【注意事项】

1. 怀疑或确定脊柱骨折时的搬运，一定要始终保持伤员脊柱的轴线位。搬运中根据情况会运用到几种徒手固定头颈部的方法，下面予以详细说明。

（1）头锁：操作者跪于伤者头端，将两肘关节置于自己腿部或地上，两手指分开，分别置于伤者头部两侧，避开耳部的位置，拇指按住前额。头锁法主要适用于头部牵引、摆正头部及放置颈托时的一种手法。

（2）双肩锁：操作者跪于伤者头端，双肘固定在自己腿部或地上，手心朝上，插入伤者双肩下，拇指在上，其余四指在下，两手臂夹紧头颈部。双肩锁主要适用于将伤者放于脊柱板上，需要做上下左右位置的移动时所采用的一种头颈部固定方法。

（3）头肩锁：操作者跪于伤者头端，一侧肘部固定于腿上，手部插肩，手臂内侧贴于伤者头部，另一侧肘部固定于腿上或地上，手指分开，放于伤者头部一侧，同样要避开耳部位置，拇指按住前额。此手法为头锁和双肩锁的结合，主要适用于将伤者进行翻转、移位时头颈部的固定手法。需要注意的是，要向肩锁所在方向进行翻转移位，并用手臂承托住头部，以免造成颈部和头部的移动。

（4）头胸锁：施救者跪于伤者一侧，将距离患者头侧较近的一侧肘部固定于自己腿上，手按在伤者前额位置，另一侧肘部固定在伤者胸骨处，手指直立按住伤者的颧骨，避免盖住口鼻，影响呼吸。这种固定手法一般作为一种过渡手法，适用于从头锁转换到双肩锁或者头肩锁时的过渡。

（5）胸背锁：当伤者处于侧卧位时，施救者跪于伤者背侧，将一侧肘部固定在伤者胸骨的位置，手置于颧弓的位置，另一侧肘部固定在背侧脊柱位置，手放在其后枕部，用两侧手及手臂夹住其头颈部。这种固定手法也叫作“三明治”手法，主要适用于伤者处于侧卧位时，或者需要将其侧卧翻到脊柱板时的一种固定头颈部的手法。

2. 搬运过程中应头部在后、足部在前，便于观察伤员的伤势与病情变化。应将伤员妥善固定在担架上，防止头颈部扭动、过度颠簸或其他意外。

3. 两人或多人搬运时，要由其中一人发号施令，以免配合不一致而导致意外状况的发生。

【测一测】

1. 最适于脊柱骨折伤员转运的工具是(　　)

A. 脊柱板　　B. 折叠担架

C. 帆布担架　　D. 漂浮式担架

E. 自制简易担架

2. 关于搬运的描述，正确的是(　　)

A. 刺入身体的异物，可将其拔除后再包扎和搬运

B. 脱出腹腔的脏器应将其暂时还纳，以利于搬运

C. 脊柱损伤的伤员在搬运时要始终保持脊柱的轴线位

D. 为争取转运时间，可暂时不考虑伤员伤情，马上搬运

E. 抬担架时，伤员的头部应向前，足部向后，并保持头部略高

(周晓欢)

第五部分

急救技能综合实训

一、项目概述

【情景导入】

患者,男,55 岁。因车祸致伤。15 min 后“120”救护车赶到现场。初步评估,发现患者无意识、脉搏、呼吸;左前臂可见一长约 6 cm 的伤口,少量出血;左大腿中部显著畸形。请思考:①目前患者最危急的情况是什么? ②如果有 4 位现场急救人员,应该如何进行团队协作救治患者?

【实训目的】

急救医疗服务体系(EMSS)是集院前急救、院内急诊科诊治、重症监护病房(ICU)救治和各专科“生命绿色通道”为一体的急救网络。EMSS 在概念上强调急救的即刻性、连续性、层次性和系统性,既适合于日常急诊医疗工作,又适合于大型灾害或意外事故的急救。

通过学习本项目,主要考察学习者对各项急救技术(主要包含心肺复苏术、球囊-面罩通气术、AED 的使用、三角巾包扎术、骨折固定术、搬运术)的综合运用能力,培养团队意识,提高临床思维能力、技能操作水平及团队协作能力。树立“急救优先”理念和“救死扶伤”的崇高信念;具备爱伤观念、急救意识、爱心、责任心和人文关怀品质;具有良好的沟通能力、判断力、协作能力。

【实训物品】

心肺复苏模拟人、瞳孔笔、血压计、球囊-面罩、AED、弹力绷带、三角巾、无菌纱布、卷式夹板、衬垫、脊柱板、颈托、头部固定器、橡胶手套等。

【实训流程】

急救技能综合实训操作流程见图 5-1。

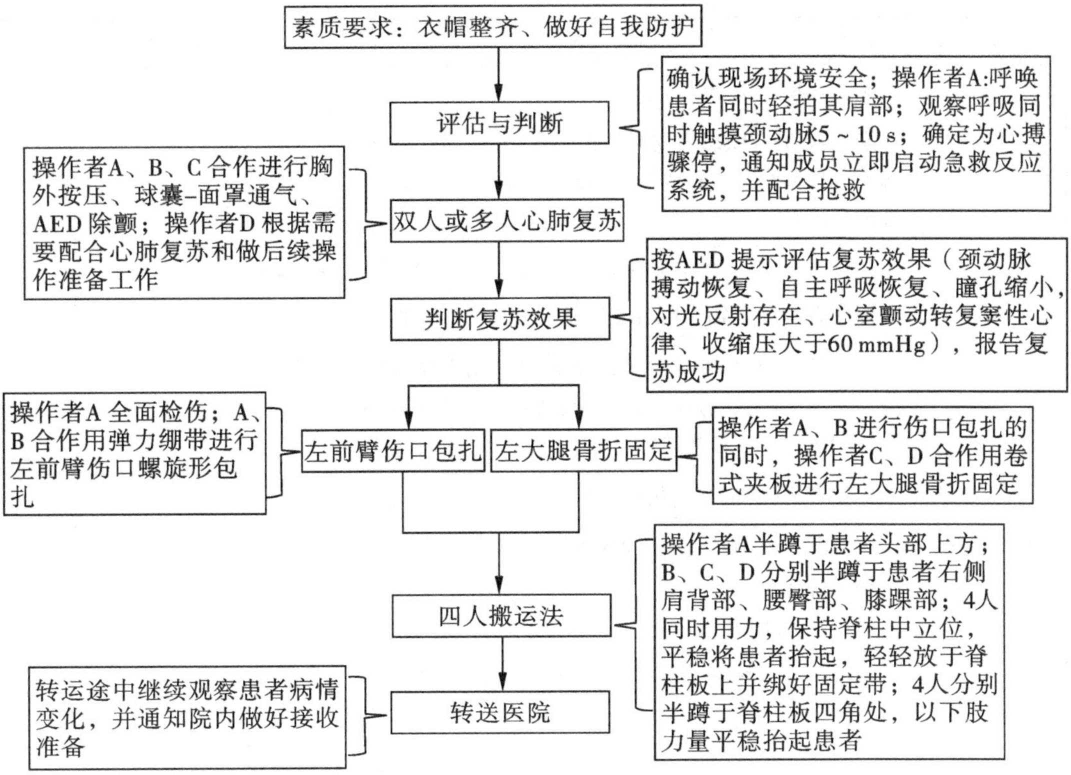

图5-1　急救技能综合实训操作流程

二、考核要求

【操作测评】

急救技能综合实训评分标准见表5-1。

表5-1　急救技能综合实训评分标准

项目	操作技术要求	分值	扣分	备注
操作准备（8分）	· 仪表端庄、衣帽整齐	2		
	· 物品备齐，放置有序	3		
	· 做好自身防护：戴无菌手套、口罩	3		

续表 5-1

项目	操作技术要求	分值	扣分	备注
操作过程（77 分）	·确认现场环境安全	3		
	·操作者 A：呼唤患者同时轻拍其肩部；观察呼吸同时触摸颈动脉 5～10 s；确定为心搏骤停，通知成员立即启动急救反应系统并配合抢救	5		
	·操作者 A、B、C 合作进行胸外按压、球囊-面罩通气、AED 除颤	15		
	·操作者 D 根据需要配合心肺复苏和做后续操作准备工作	5		
	·按 AED 提示评估复苏效果（颈动脉搏动恢复、自主呼吸恢复、瞳孔缩小，对光反射存在、心室颤动转复窦性心律、收缩压大于 60 mmHg），报告复苏成功	5		
	·操作者 A 全面检伤，报告伤情	5		
	·操作者 A、B 合作用医用弹性绷带进行左前臂伤口螺旋形包扎	10		
	·操作者 A、B 进行伤口包扎的同时，操作者 C、D 合作用卷式夹板进行左大腿骨折固定	10		
	·操作者 A 半蹲于患者头部上方，B、C、D 分别半蹲于患者右侧肩背部、腰臀部、膝踝部	4		
	·4 人同时用力，保持脊柱中立位，平稳将患者抬起，轻轻放于脊柱板上并绑好固定带	8		
	·4 人分别半蹲于脊柱板四角处，以下肢力量平稳抬起患者	2		
	·向足端方向走几步	2		
	·平稳放下脊柱板	2		
	·转运途中密切观察病情变化，并通知院内做好接收准备；报告操作完毕（计时结束口述）	1		
操作后（5 分）	·做好心理护理，协助送医	2		
	·整理用物	3		
综合评价（10 分）	·操作规范，动作熟练	3		
	·注意保护患者安全和职业防护	2		
	·注意人文关怀	2		
	·团队配合默契	3		
操作时间	________ min			
总分	100			
得分				

【注意事项】

1. 遇到伤员应首先评估环境危险因素,保证伤员和救助者的安全是施救的前提。

2. 现场急救时应迅速进行初级病情评估,评估内容包括气道及颈椎、呼吸状况、循环状况、神志状况,立即识别危及患者生命的紧急情况,并根据条件酌情进行现场处理和后续次级评估。

3. 救治现场要注重团队配合、分工协作,保证每个施救者发挥自身作用的同时,通过成员间的密切协作,争取抢救时间,使伤员得到高质量的现场救治。

【测一测】

1. 关于创伤的现场急救,描述正确的是(　　)

A. 应先做详细的全身检查

B. 尽快解除影响呼吸、循环的危险因素

C. 发现活动性出血的伤口应现场进行清创处理

D. 发现心搏骤停的伤员应将其尽快送至医院抢救

E. 为避免二次损伤,应先进行骨折固定再包扎伤口

2. 患者,男,22 岁。30 min 前发生车祸。急救人员赶到时患者无反应,BP 100/60 mmHg,P 128 次/min,R 24 次/min;左前臂有一长约 4 cm 伤口,少量出血;口腔内可见分泌物。现场急救人员应首先实施的抢救措施是(　　)

A. 包扎伤口　　B. 给予吸氧

C. 开放静脉通路　　D. 立即转送至医院

E. 清除气道内分泌物

(周晓欢)

知识拓展

参考答案

第一部分　基础生命支持技术

实训一　成人院前徒手心肺复苏术

1. B　2. A　3. E　4. B　5. E

实训二　成人院内心肺复苏术

1. E　2. B　3. C　4. C

第二部分　呼吸支持技术

实训一　人工气道建立技术

一、口咽通气管置入术

1. D　2. E

二、鼻咽通气管置入术

E

三、喉罩置入术

A

四、环甲膜穿刺术

E

五、气管插管术

1. B　2. E

六、气管切开术

C

实训二　气道通畅技术

一、Heimlich 手法

1. A　2. B

二、气管内吸痰术

1. B　2. E

实训三　人工通气技术

一、球囊-面罩通气术

1. E　2. A

二、无创机械通气术

1. E　2. A　3. E　4. A

三、有创机械通气术

1. B　2. E　3. D

第三部分　循环支持技术

实训一　除颤技术

一、医用除颤器的使用

1. D　2. B　3. E

二、自动体外除颤器的使用

B

实训二　动脉穿刺置管及有创动脉血压监测术

1. B　2. D　3. C　4. E　5. E

实训三　中心静脉导管置管术

1. E　2. D　3. E

实训四　连续性血液净化技术

1. A　2. E

实训五　体外膜肺氧合技术的护理配合

1. E　2. E　3. C

第四部分　创伤急救技术

实训一　止血术

1. A　2. E

实训二　包扎术

1. D　2. B

实训三　固定术

1. C　2. A

实训四　搬运术

1. A　2. C

第五部分　急救技能综合实训

1. B　2. E

参考文献

[1]张波,桂莉. 急危重症护理学[M]. 4 版. 北京:人民卫生出版社,2017.

[2]孙红,詹艳春. 急危重症护理技术规范[M]. 北京:人民卫生出版社,2017.

[3]邵小平,杨丽娟,叶向红,等. 实用急危重症护理技术规范[M]. 2 版. 上海:上海科学技术出版社, 2020.

[4]范华,张华. 成人经口气管插管固定方法的研究进展[J]. 护理研究,2019,33(4):620-622.

[5]费素定,吴忠勤,周一峰. 急危重症护理:案例教学版[M]. 武汉:华中科技大学出版社,2020.

[6]耿蓄芳. 无创正压通气并发症的防治进展[J]. 齐齐哈尔医学院学报,2021,42(10):884-887.

[7]郭瑨,赵勇,陈彦飞. 技术哲学视域下的中国古代骨折小夹板固定术[J]. 中国中医基础医学杂志,2017,23(7):925-927.

[8]韩梅. 骨折伤员的院前急救护理体会[J]. 中国误诊学杂志,2009,9(17):4110-4111.

[9]黄俊杰. 海姆立克急救法:急性呼吸道异物堵塞的急救[J]. 大健康,2021(9):77.

[10]黄顺忠,陆启峰,林起庆. 严重创伤的院前和急诊科急救模式现状及展望[J]. 中华灾害救援医学,2017,5(9):536-540.

[11]江伟,杨建平,陈星玲. 鼻咽通气道的临床应用进展[J]. 护士进修杂志,2015,30(1):42-45.

[12]解立新. 有创呼吸支持技术的进展与挑战[J]. 中国临床新医学,2020,13(1):6-10.

[13]雷琎,高自然,赵玺龙. 新型现场急救用折叠式肠外露包扎装置的设计[J]. 医疗卫生装备,2021,42(5):99-101,103.

[14]骆丁,张娜,郑源,等. 自动体外除颤仪的配置现状及实施研究进展[J]. 中国急救医学, 2021,41(2):182-185.

[15]吕鹏飞,叶继伦,张旭,等. 体外除颤技术及应用研究进展[J]. 中国医疗器械杂志, 2018,42(3):188-192.

[16]苗晨曦,吕静,王丹丹,等. 国内外居民院外心肺复苏普及培训现状及对我国的培训启示[J]. 长春中医药大学学报,2018,34(1):159-161.

[17]农明,赵凯丽,陶嘉怡,等. 机械通气人工气道吸痰护理进展的总结与归纳[J]. 护理实践与研究,2022,19(10):1471-1474.

[18]沈纪芳,黄丽萍. 简易呼吸器六步检测法[J]. 医药前沿,2013(14):326.

[19]孙国飞,刘建恒,张里程,等.院前创伤急救止血敷料:优势与问题及应用前景[J].中国组织工程研究,2018,22(22):3575-3582.
[20]王靖.新型口咽通气管的设计与应用[J].护理研究,2015(23):2824.
[21]杨冬,郅娟,邓晓明,等.环甲膜穿刺切开术问卷调查与分析[J].临床麻醉学杂志,2018,34(9):910-913.
[22]张代华,曹亚琴,曾舟,等.超声引导下经皮扩张气管切开术的应用进展[J].牡丹江医学院学报,2020,41(6):146-148.
[23]张紫嫣,甘丽,董长生,等.Baska 喉罩的临床应用进展[J].临床麻醉学杂志,2019,35(12):1231-1233.
[24]肖特,威廉姆斯.体外膜肺氧合培训手册[M].赵举,金振晓,主译.3 版.北京:人民卫生出版社,2015.
[25]韩非,赵景顺,葛晓娜,等.新型冠状病毒肺炎流行期间心肺复苏专家共识[J].中国循环杂志, 2021, 36(5): 417-422.